KB217567

내 몸을 살리는
신장 디톡스

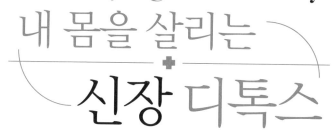

Detoxifying the Kidneys
내 몸을 살리는
신장 디톡스

이창현 지음 | 이지현 감수

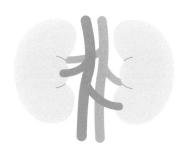

A 애드앤미디어

삶을 제대로 살기 위해서
신장 관리는 필수다

약대를 졸업하고, 제약회사에 다니다가 결혼하면서 생계에 좀 더 도움이 되고자 약국을 오픈했습니다. 그 후, 아내가 첫아이를 임신했을 때 문득 제주도에 가서 살고 싶다고 생각했습니다. 사실 그때 저는 무척 지쳐 있었습니다. 제 한 몸 건사하기도 어려운 세상에서 조금 더 잘 살아보겠다고 결혼했지만, 주어지는 현실은 예측하기 어려운 불확실성 그 자체였습니다. 특히 사람을 만나며 창조적인 일을 하는 것을 좋아하던 저에게 약국이라는 공간은 답답하고 견디기 힘든 공간이기도 했습니다.

새 생명에 대한 기쁨과 앞으로의 삶에 대한 불안감이 교차했습니다. 이것은 한 번도 겪어본 적 없는 상황이었고, 어떻게 해야 하는지에 대한 정보도 없었습니다. 저는 늘 잘 살기를 소망했지만, 과연 무엇이 '잘 사는 것'인지 알 수가 없었습니다. 마치 답을 알고자 공부하길 원하지만, 아무에게도 가르침을 받지 못하는 학생 같았습니다. 아마 그래서 그냥 어떤 이끌림에 끌려 제주도로 향한 것 같습니다.

제주도에서 명상을 알게 되었고, 건강과 삶에 대한 공부에 눈을 뜨게 되었습니다. 강의를 열심히 하다 보니 어느덧 제주시 약사회 회장직을 맡게 되었고 경력도 쌓였습니다. 여전히 어떻게 살아야 하는지 잘 몰랐지만, 어렴풋이 잘 산다는 것에 대해 눈을 뜨기 시작한 것 같았습니다.

그러던 어느 날, 아주 강력한 깨달음이 찾아왔습니다. 내가 왜 이 세상에 태어났고, 무엇을 해야 하는지, 그것이 어떻게 이루어질 수 있는지에 대한 깨달음이었습니다. 내가 왜 그토록 원하던 의사가 되지 못하고 약사가 될 수밖에 없었는지, 왜 약사가 되어서 제약회사에 다녔고, 지금 제주도에 있는지. 이 모든 것들이 불연속적인 인과가 아닌 필요에 의한 과정이었다는 것을 알게 되면서 세상 사람들에게 건강을 전하는 약사가 되어야 한다는 것을 깨닫게 되었습니다.

이렇게 된 것에는 거창한 의미는 없습니다. 누구나 다 자신만의 삶을 살아가듯이 이것은 제 삶이고 그냥 살아갈 뿐입니다. 그저 이창현이라는 사람의 삶을 살아가는 것뿐입니다. 다만 이전에는 이창현으로서 어떻게 살아야 할지를 몰라서 방황했다면, 이제는 이창현으로서 살아가는 삶을 알게 되었습니다. 이제 방황은 없습니다. 오직 편안함만 있습니다. 저는 저로서 삶을 살아가고 있습니다. 이것이 가장 건강하고 잘 사는 삶이라는 것을 알았습니다. 그래서 제가 깨닫게 된 이 내용을 여러분께 전하고자 합니다.

어떻게 하면 제가 알게 된 내용을 다른 사람들이 이해하기 쉽게 할까에 대한 고민을 많이 했습니다. 그리고 답은 제가 그것을 완전히 아는 것이었습니다. 지난 15년의 삶은 제가 알게 된 것들을 저의 삶에 녹여내는 시간이었습니다. 그리고 마침내 지금 첫 번째 책이 이 세상에 나왔습니다.

저는 이 책에서 중요한 2가지를 이야기합니다.
첫 번째는 우리에게 당면한 스트레스 상황을 없애는 방법이고, 두 번째는 뇌 교육을 통한 의식의 변화입니다. 우리가 진짜 건강해지기 위해서는 '뇌 교육을 통한 생존'이라는 키워드의 인식에 대한 변화를 주어야 합니다. 이것이 바로 가치관의 변화이며, 가치관의 변화를 통해 뇌회로가 변화하게 됩니다. 그렇게 되면 상황에 관한 판단과 행동을 기존과 다르게 할 수 있습니다. 뇌회로의 변화는 직접적인 죽음 상황에 부딪히지 않고도 뇌 교육을 통해 기존의 고정된 가치관을 유동적으로 만들어 의식의 변화를 끌어낼 수 있습니다.

저는 약사로서 건강 전문가이지만, 삶과 건강에 관한 보다 깊은 이해의 필요가 저를 뇌 교육 박사 공부로 이끌었습니다. 건강은 뇌와 밀접하게 연결되어 있고, 건강의 개선은 뇌의 개선을 동반해야만 근본적인 해결이 가능하기 때문입니다. 이 책에는 뇌 교육 박사로서 건강에 대해 깨달은 바가 담겨 있습니다. 그것이 우리 모두를 건강하게 만들어 줄 것입니다.

그러나 뇌 교육을 진행하기에 앞서 선행되어야 할 것이 바로 신체적 건강의 개선입니다. 신체적 건강은 결국 영적 건강으로 가기 위한 첫 관문이기도 합니다. 의식의 변화는 사회적, 정신적, 신체적 변화를 만들어낼 수 있습니다. 마찬가지로 신체적 변화 또한 정신적, 사회적, 영적 건강을 만들어낼 수 있습니다.

이 책에서 제가 알려드리고자 하는 2가지 방법은 같은 목표를 달성하기 위한 방향이 다른 2가지 접근법입니다. 신체적 건강의 개선은 스트레스 상황에서 건강을 유지하는 방법이라고 할 수 있습니다. 제가 약사이기에 이 부분에 대해 여러분께 설명해드릴 수 있습니다.

이 책은 건강을 위해 신장에 관한 이야기를 하고 있습니다. 하지만 신장에 관한 내용은 단순한 건강에서 끝나지 않습니다. 저는 이 책에서 건강에 대한 가장 중요한 2가지 포인트를 다룰 것입니다. 하나는 뇌 교육 박사 입장에서, 다른 하나는 약사 입장에서 전달하고자 합니다. 그리고 개인적으로 더 중요하다고 생각하는 영적 건강에 대한 의식에 관해 이야기할 것입니다.

신장은 육체적 측면에서도 의미 있는 장기이지만, 더 깊은 의미가 있는 장기입니다. 우리가 자기 삶을 제대로 살아가기 위해서는 신장 관리가 필수라는 것을, 여러 가지 의미를 담아 말씀드리고자 합니다. 여러분의 신장이 곧 여러분의 삶이고, 여러분의 건강입니다. 신장 디톡스는 건강을 위해 탄생했지만, 이 건강은 여러분의 삶의 질 자체를 높여줄 것입니다. 모든 분이 자신만의 삶을 잘 살아가시기를 기원합니다. 여러분의 신장이 건강하기를 바랍니다.

약사 **이창현**

추천사

신장 디톡스로 찾은 일상의 행복

몇 해 전, 한 지인을 뵈었습니다. 그분의 어머님께서 뇌출혈로 수술받으셨으나 회복이 여의찮으셨다고 합니다. 지인께서는 직장마저 그만두시고 간병에 전념하시던 중, 신장 디톡스라는 것을 알게 되셨다고 합니다. 이창현 박사님을 찾아가 돌외 추출물로 몸속 독소를 제거하는 방법을 배우시고, 어머님께 해드렸더니 놀랍게도 건강이 크게 좋아지셔서 지금은 또래 분들보다 더 건강하게 사과 농사까지 지으신다고 하더군요.

저 또한 20여 년간 원인 모를 두드러기로 고생했고, 발가락뼈가 녹는 증상으로 진통제에 의지하며 살아왔습니다. 지인의 권유로 이창현 박사님의 강연을 듣게 되었는데, 그곳에서 신장이 우리 몸의 모든 독소를 담당하는 중요한 기관이며, 한번 상하면 회복이 어렵다는 사실을 알게 되었습니다.

강연 후 돌외 증류액인 '셀케어'를 꾸준히 섭취했더니, 건강 상태가 점차 나아졌습니다. 이 경험을 통해 많은 분이 신장 건강과 디톡스의 중요성을 아셨으면 하는 마음에 불교TV 출연을 권해 드리기도 했습니다.

이번에 새로 나오는《내 몸을 살리는 신장 디톡스》가 많은 분께 신장 디톡스에 대한 이해를 도와드리고, 젊음을 유지하시며 건강한 삶을 사시는 데 좋은 길잡이가 되기를 바랍니다. 이 책을 통해 더 많은 분이 일상의 행복을 찾으실 수 있기를 진심으로 기원합니다.

해성사 및 원흥사 주지

김월도 주지 스님

전인적 건강을 위한 소중한 안내서

이창현 약사의 저서는 영감을 주는 동시에 직관적입니다. 현대인들이 겪는 만성 염증과 스트레스로부터의 위협에 대해, 독자들은 이 책을 통해 쉽고 편안하게 해결의 실마리를 찾을 수 있습니다.

저는 57만 명의 구독자를 보유한 유튜브 채널을 운영하며, 염증 해독과 스트레스 관리의 중요성을 지속적으로 강조해왔습니다. 이 맥락에서 볼 때, 이창현 약사의 책은 이 2가지 핵심 주제에 대한 가장 친절하고 풍부한 지침서라고 자신 있게 말씀드릴 수 있습니다.

저자가 오랜 임상 경험과 현장에서 쌓아온 풍부한 지식이 이 책에 고스란히 녹아 있습니다. 특히 신장 디톡스, 명상법, 호흡법 등을 상세하고 친절하게 설명하고 있어, 독자 여러분이 쉽게 따라 할 수 있을 것입니다.

이 책은 단순히 신체적 건강만을 다루는 것이 아닙니다. 몸과 마음, 그리고 영적인 영역을 포괄하는 전인적 건강으로 나아가는 데 있어 귀중한 안내서가 될 것입니다. 독자 여러분께서 이 책을 통해 진정한 건강과 안식을 찾으실 수 있기를 바랍니다.

현대인의 건강에 대한 총체적 접근을 제시하는 이 책이, 여러분의 삶에 실질적인 변화를 가져다줄 소중한 동반자가 되리라 확신합니다.

의학박사, 서울ND의원 원장, 유튜브 '박민수 박사' 운영자
박민수 박사

몸과 마음의 균형을 찾아가는 여정

약사 생활을 오래 하는 동안 저는 끊임없이 '사람'에 대해 고민했습니다. 왜 아픈지, 불안한지, 사랑이 무엇인지 등 수많은 질문이 내 안에서 솟구쳤습니다. 그러나 이런 고민을 함께 나눌 동료를 만나기 어려워 외로운 길을 걸어왔습니다.

그러던 중 이창현 약사님을 만났고, 드디어 같은 질문을 하고 같은 길을 걸어가는 동료를 얻게 되었습니다. 우리의 대화는 끊이지 않았고, 함께 나아가는 동지가 생겼다는 사실이 큰 힘이 되었습니다.

우리의 결론은 간단합니다. 몸과 마음은 하나입니다. 둘 다 에너지이며, 호르몬을 통해 긴밀히 연결되어 있습니다. 그 중심에 신장이 있습니다. 몸과 마음의 균형이 깨졌을 때 나타나는 신호를 무시하면 질병으로 이어집니다.

120세 장수 시대를 위해서는 호르몬 관리, 즉 신장 관리가 필수입니다.

우리는 종종 몸이 우리를 힘들게 한다고 생각하지만, 사실은 우리가 몸을 힘들게 하고 있습니다. 스트레스를 수용하는 법을 모르기에 아프며, 우리 몸에는 스스로 치유할 수 있는 능력이 있습니다.

이창현 약사님은 이 책을 통해 우리의 자가 치유 능력을 알기 쉽게 설명하고, 몸과 마음의 균형을 찾아 건강하고 행복하게 살 수 있도록 도와줍니다. 더불어 제주도 자생 약초인 돌외를 활용한 신장 디톡스라는 새로운 건강관리법을 제안합니다.

이 책은 단순한 건강 가이드가 아닙니다. 우리 몸과 마음의 깊은 연결고리를 이해하고, 일상에서 실천할 수 있는 지혜를 담고 있습니다. 독자 여러분이 이 책을 통해 자기 내면을 들여다보고, 진정한 웰빙의 길을 찾아가는 여정을 시작하시길 바랍니다. 이 책이 여러분 삶의 새로운 전환점이 되기를 희망합니다.

큰마음약국 약사, 유튜브 '약사 이지향 TV' 운영자
이지향 약사

선한 약사가 전하는 신장 건강의 비밀

유튜브 영상 제작을 위해 이창현 약사님을 만났을 때의 첫인상은 '참 선한 분'이었습니다. 대화와 촬영을 통해 그 선함이 모든 언어에서 전해졌고, 사람에 대한 사랑과 내면에 대한 깊은 성찰이 사람에게 이로운 일을 고민하고, 개발하는 여정의 원동력이 되었음을 느낄 수 있었습니다.

건강한 사람들은 평소에 꾸준히 자신을 관찰하고 몸과 마음의 조화를 유지합니다. 저 역시 사업 초반 건강을 잃고 병원에 입원하면서 '내 몸이 부서지면 좋아하는 일도 의미가 없다'라는 단순한 진리를 깨달았습니다. 다행히 회복 후, 마음 내려놓기와 내달리지 않기를 실천하며 일상을 누리고 있습니다.

우리는 보통 건강을 위해 식단 조절, 운동, 스트레스 관리 등을 시도합니다. 그런데 이 책은 갑자기 신장 이야기를 합니다. 단순히 노폐물을 걸러내는 기관으로만 알고 있던 신장이 이토록 중요하다니 궁금증이 생겼습니다.

이 책은 스트레스가 건강에 해를 미치는 인과관계부터 영적 건강까지 촘촘히 설명합니다. 생존을 위한 신체의 기본 기전에 대한 이해를 통해, 이를 지키는 소소한 방법들이 많은 사람에게 전파되길 희망합니다. 신장 관리의 중요성을 깨닫게 해주는 이 책은 우리의 건강 관리 방식에 새로운 시각을 제시합니다.

온담 커뮤니케이션, 유튜브 '온토리 TV' 운영자

민수경 대표

건강하고 의미 있는 삶을 유지할 수 있는 지혜

이창현 약사는 《내 몸을 살리는 신장 디톡스》를 통해 건강과 질병의 본질을 통찰력 있게 설명하고 있습니다. 질병의 원인과 본질을 파악함으로써 건강을 유지할 수 있는 근본적인 방법을 제시하고 있는데, 이는 현대 의학에서 간과되고 있는 중요한 측면입니다.

저자는 신장이 인체의 다양한 기관 중에서도 건강 유지에 중추적인 역할을 한다는 점을 명확히 밝혀냈습니다. 신장을 건강하게 유지하는 일이 모든 질병에서 벗어날 수 있는 매우 우선적인 작업임을 강조하고 있습니다. 이는 의학적으로 매우 중요한 관점이며, 향후 신장 관련 연구의 새로운 방향을 제시할 수 있을 것으로 기대됩니다.

현재 신장병 치료를 위한 뚜렷한 약물이나 신장 보호 방법이 부족한 실정에서, 신장 보호 효과를 보이는 천연물 돌외의 발견은 매우 고무적입니다. 이는 학계와 임상 모두에 새로운 가능성을 열어줄 수 있는 중요한 발견이라고 생각합니다.

급속한 고령화 시대를 맞이하고 있는 현대인들은 스트레스 및 노화로 인한 다양한 질환에 노출되어 있습니다. 이러한 상황에서 이 저서가 제시하는 신장 디톡스 방법은 단순히 신장 질환 예방을 넘어, 전반적인 건강 증진과 삶의 질 향상에 기여할 수 있을 것으로 판단됩니다.

이 저서는 학문적 깊이와 실용적 가치를 동시에 갖추고 있어, 의료진과 일반 독자 모두에게 유익할 것입니다. 독자들은 이 저서에서 제시하고 있는 방법을 통해 건강하고 의미 있는 삶을 유지할 수 있는 지혜를 얻을 수 있을 것으로 기대합니다.

경희대학교 의과대학

하주헌 교수

CONTENTS

프롤로그 삶을 제대로 살기 위해서 신장 관리는 필수다   5
추천사   10

Part 1

병을 제대로 알아야 건강해질 수 있다

약사가 책을 쓰게 된 이유   22
우리는 살기 위해 움직인다   26
아프면 약을 먹는 게 당연한가요?   30
염증은 병의 원인일까요?   34
병은 나쁜 것인가요?   40
우리는 지금 안녕한가요?   45
뇌와 신경 그리고 스트레스   53
약 복용의 문제점   60
의식의 변화가 필요한 이유   65

Part 2

내 몸의 건강을 유지하는 신장

'스트레스 상황'과 '스트레스'   70
스트레스에 대항하는 뇌   74
항상성과 신장   80
요산과 암   86
대사 찌꺼기의 처리   91
신장과 기분, 뇌파   97
생명의 위험 신호, 통증   104
유전자 발현   108
질병과 유전자 발현   113
몸이 나빠지는 이유   118

Part 3 ───────────────

몸을 살리는 신장의 특별한 기능

신장과 에너지   124
신장 기능 회복   129
신장 기능 저하, 탈수 증상   134
신장과 뇌 가소성   139
신장 상태와 의식 수준   142
신장에서 나오는 생명 기운, 명문혈   147

Part 4 ───────────────

내 몸의 면역을 책임지는 신장 디톡스

장 디톡스와 간 디톡스   156
몸의 에너지를 높이는 신장 디톡스   163
신장 기능을 향상하는 신장 디톡스의 필요성   167
신장 디톡스의 핵심, 요산 수치 감소   173
진정한 무병장수의 핵심 열쇠, 신장 디톡스   180
생활에서 쉽게 실천하는 신장 디톡스 방법   183

Part 5 ───────────────

신장을 회복시키는 돌외의 발견

망가진 신장을 고치는 돌외   190
현대 과학이 입증한 자연의 선물, 돌외의 효능   194
신장 디톡스에 효과적인 돌외 특허 출원   200
신장 기능을 개선하는 돌외 증류액의 효능   206
신장 건강 관리를 위한 혁신적인 해결책, 돌외 연구 결과   210

Part 6 ─────────────

신장 기능의 회복을 위한 명상하기

신장 기능을 좋게 하는 명상   218

신장을 위한 기(氣)의 이해와 활용   226

진정한 역노화, 명상을 통한 의식 성장   232

명상의 실체   239

좋은 기(氣)와 소통하는 것   245

신수가 훤하다   250

Part 7 ─────────────

내 몸을 보호하는 신장 보호법

신장 이완 스트레칭   258

신장 이완 호흡법   265

신장을 위한 명상법 : 비폭력 기쁨 명상   270

에필로그 무병장수, 신장이 답이다   275

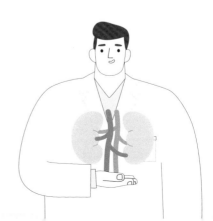

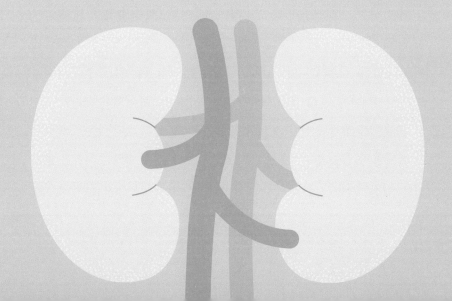

Part 1

병을 제대로 알아야
건강해질 수 있다

약사가
책을 쓰게 된 이유

　무병장수를 넘어 불로불사를 꿈꿨던 진시황제의 바람은 단순히 한 개인의 바람이 아니라, 인류가 탄생한 이후 누구나 한 번쯤 생각해봤을 것입니다. 그리고 이 바람은 이제 눈부신 기술 발달로 인해 현실이 될 수도 있습니다.

　어린 시절, 여기저기 아프셨던 할머니께서 "나이가 들면 이제 죽어야지"라고 혼잣말하시던 것을 보면서 그때는 이해가 되지 않았지만, 지금은 어느 정도 알 것 같습니다. 노화로 인한 신체 기능 저하가 자존감을 무너뜨린 것입니다. 높아진 염증 수치에 의한 통증, 굳어진 근육으로 인한 기능 저하, 굳어진 장기로 인한 거친 호흡 등은 '그만 살고 싶다'라는 우울감으로 이어질 수 있습니다. 하지만 정말로 죽음을 간절히 바라는 사람은 없습니다. 건강이라는 조건이 충족된 상황이라면 아무리 나이가 많이 들었다고 하더라도 절대로 그만 살아야겠다는 말은 하지 않을 것으로 생각합니다. 여러분의 생각은 어떠하신가요?

　제가 제주시 약사회장직을 맡았을 때 나이가 딱 40세였습니다. 제주도에서는 50대 이전에 회장직을 맡은 전례가 없었는데, 상대적으로 어린 나이에 회장이 될 수 있었던 것은 제주도에서 진행한 건강 강의 경력 때문이었습니다. 초중고, 사회시설 등 약사로서 갈 수 있는 곳이라면 어디든 건강 강의를 열심히 했기 때문입니다.

　그때 기억에 남는 경험이 있었는데, 지역 노인대학에서 약물 오남용 강의를 하던 중이었습니다. 학생분들의 평균 나이가 80세 이상일 정도로 고령화가 진행된 지역이었는데, 강의에 참여하셨던 20여 분들이 전부 여러 가지 약을 복용하는 상황이었습니다. 그중 한 할머님이 "아이고, 약사님. 나는 아침에 눈 뜨면 그냥 죽고 싶어요"라고 하셨습니다. 제가 "왜 그런 생각을 하시나요?"라고 여쭤보니 "여기저기 안 아픈 데가 없어요. 그래서 우울증 약도 먹고 있어요"라고 하셨습니다. 그래서 제가 또 여쭤봤습니다. "어머님, 만약 몸이 안 아프시면 그래도 혹시 죽고 싶으세요?" 그랬더니 "아이고, 그럼 왜 죽습니까? 오래 살아야죠!" 하면서 웃으셨습니다.

　저는 그때 정말 그분의 통증을 낫게 해드리고 싶었습니다. 그리고 지금 이 책을 쓰고 있는 이 순간에도 그 마음가짐을 놓친 적이 없습니다. 저의 약사로서 사명은 이러한 일들을 더 많이 겪으면서 수많은 환자를 더 건강한 상태로 돌려놓는 일이라고 받아들이게 되었습니다.

건강이 유지된다면 이 세상 어떤 누구도, 아니 사람뿐만 아니라 어떤 생명체라도 죽음을 반가워하지 않을 것입니다. 물론 여기서 말하는 건강은 신체적인 건강뿐만 아니라 사회적, 정신적인 건강도 포함됩니다. 지금까지 많은 강의와 상담을 통해 만난 사람 중 상대적으로 건강한 분들은 자기 삶에 대해 높은 자존감과 가치를 가지고 있는 경우가 많았습니다.

우리가 더 건강한 상태로 장수한다는 것은 단순히 오래 산다는 의미가 아닙니다. 건강한 상태로 살아간다는 것은 자기 삶의 가치를 더욱 꽃피울 기회를 얻게 된다는 의미입니다. 현재의 건강 상태에서 단순히 삶의 지속

정신 건강 특강 방송 출연 장면

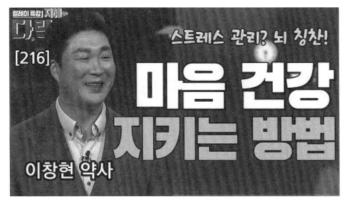

출처 : 한국시니어TV

시간을 늘였다는 그런 지루한 이야기를 하는 것이 아닙니다. 정말 건강한 상태에서 오랜 시간을 보내는 것은 지루한 일이 아니라 행복한 일입니다. 저는 이 행복을 알게 되었기에 여러분께 알리고 싶어졌습니다. 왜냐하면 그것이 저의 행복이기 때문입니다.

행복하기 위해서는 지금보다 더욱 건강해져야 합니다. 건강이 행복의 필수 조건입니다. 어떤 방송에서 이루어진 설문조사에서 행복의 조건 1위가 건강이었습니다. 행복의 필수 조건인 건강한 상태를 만들어내고, 또 지켜내기 위해서는 요산이라는 물질에 대해 우리가 좀 더 알아야 합니다. 요산은 우리가 건강을 유지하거나 개선하기 위해 알아야 할 필수 개념입니다. '지피지기백전불태(知彼知己百戰不殆)'라고 했듯, 적을 알고 나를 알면 백번을 싸워도 위태롭지 않습니다. 우리 건강이 위태롭지 않기 위해서는 건강의 주적인 요산과 그 적에 대해 생존을 위한 방어 기전으로 반응하는 우리 몸에 대해 알아야 합니다. 생존을 위한 몸의 방어 기전을 바로 '병(病)'이라고 하는데, 이 부분은 뒤에서 좀 더 자세히 설명하겠습니다.

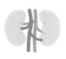

우리는
살기 위해 움직인다

    사람은 누구나 생존에 대한 기본 욕구가 있습니다. 인생을 살면서 아프지 않고 건강하게 오래 살고 싶다는 생각을 늘 가지고 살아갑니다. 이 건강에 대한 욕구는 개인이 삶을 살아가는 동안 심각하게 아픈 경험을 할 때 더 강렬하게 작용합니다.

    건강하게 살고 싶다는 이 욕구는 직설적으로 이야기하면, 죽지 않고 싶다는 의미이기도 합니다. 우리는 학습을 통해 누군가에게 배우지 않아도 태어나면서부터 스스로 죽어가고 있다는 것을 이미 알고 있습니다. 이것은 종족의 번식을 위해 전달되어온 인류의 DNA에 저장된 정보입니다. 《종의 기원》으로 유명한 다위니즘(Darwinism)의 원류인 찰스 다윈(Charles Darwin)의 이야기도 요약해보면, 생명체가 필연적으로 마주하는 죽음에서 벗어나기 위한 생존의 진화 과정을 이야기한 것입니다.

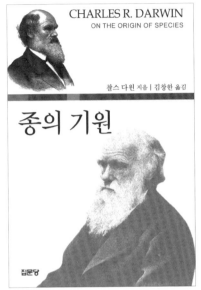
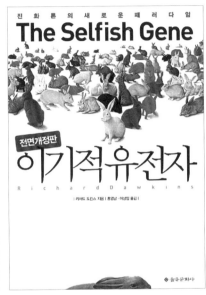

출처 : 집문당, 을유문화사

영국의 생물학자이며, 20세기 후반 이후부터 21세기까지 각종 논문이나 매체에서 가장 많이 인용된 과학 서적 중 하나인 《이기적인 유전자》의 작가 리처드 도킨스(Richard Dawkins)의 이야기도 다위니즘의 내용과는 다른 포커싱을 보여주지만, 큰 틀에서 보면 죽음에서 벗어나기 위한 인류의 생존을 유전자로 풀어낸 이야기인 것입니다.

이렇게 생명의 진화와 밀접한 관계인 DNA를 통해 생존에 관한 이야기를 한다는 것은 이미 우리의 DNA에는 죽음에 대한 정보와 그것으로부터 벗어날 수 있는 방법이 내포되어 있다는 의미인 것입니다. 그렇기에 우리는 살아가면서 필연적으로 다가오는 죽음을 피하기 위한 방법을 계속해서 찾으려 하는 것입니다.

죽음에 대한 인지는 일상의 익숙함에서 잠시 잊을 수 있습니다. 그러다가 나이가 들면서 생기는 여러 질병 증상에서 나타나는 통증과 열감 등을 통해 잊고 있었던 죽음을 다시 떠올리게 됩니다. 그렇기에 건강한 사람은 그 필요성을 모른다고 하더라도 어떤 증상이 나타난 아픈 사람에게는 건강이 제1순위가 될 수밖에 없습니다. 이것이 바로 생존을 추구하는 욕구인 것입니다.

우리가 죽음을 피하기 위해 건강을 찾으려 하는 것이 너무나 당연한 생존을 위한 욕구라고 할 때, 지금의 우리는 그 욕구를 충족하기 위해 어떤 행동을 하고 있을까요? 아마도 대부분 사람이 아프면 병원에 가서 진료받고 처방전을 받아서 약국에서 약을 지어서 복용할 것입니다. 우리나라와 같은 건강보험 체계를 가진 곳에서는 이와 비슷한 행위가 일어날 것이고, 건강보험 체계가 다르다고 하더라도 행위의 장소가 다를 뿐 질병이 있는 환자에 대한 프로토콜은 거의 모든 곳에서 동일할 것입니다.

우리는 이러한 행동에 너무나 익숙해져 있고, 이것을 당연한 것으로 알아왔습니다. 이것은 우리가 살아가는 사회의 보편타당한 상식인 것입니다. 그런데 저는 여기서 이 상식에 의문을 제기해보려고 합니다. 이것은 제가 약사이기 때문에 할 수 있는 행동이기도 합니다. 누구보다도 약을 잘 아는 전문가인 약사이기 때문에 약에 대한 의문을 품을 수 있고, 병의 본질과 치료에 대해 좀 더 깊게 고찰해볼 수 있는 것입니다.

아프면 약을 먹는 게
당연한가요?

찰스 다윈의 다위니즘의 기본적인 아이디어는 이렇습니다. 우리가 살아가는 환경은 시간의 흐름에 따라 변하는 것이 당연하고, 그 환경에 사는 생물종은 변화에 적응해 살아남게 되며, 적응하지 못한 종은 도태됩니다. 리처드 도킨스 역시 이 아이디어에 동의했습니다. 다만 두 학자의 시선 차이는 다윈이 환경에 적응하는 '개체'에 초점을 맞추었다면, 도킨스는 '유전자'에 집중했다는 점입니다.

다윈은 환경에 적응해 살아남는 '개체'를 이야기했고, 리처드 도킨슨은 '유전자'에 집중한 것입니다. 어떻게 보면 개체와 유전자는 같은 것이라고 느껴질 수도 있습니다만, 이 관계의 선후에 따라서 나타나는 현상에 대한 해석이 많이 달라질 수 있습니다.

예를 들면, 국가와 국민은 서로 떨어질 수 없는 운명 공동체임이 틀림없지만, 국가를 위한 국민이냐, 국민을 위한 국가냐에 따라 국가의 운영체제가 공산주의일 수도, 민주주의일 수도 있게 됩니다. 어떤 것이 정답이라고 할 수는 없지만, 시대의 흐름에 따라 우리는 그동안 당연하게 받아들였던 건강에 대한 상식을 다른 포인트로 재해석할 필요가 있다는 이야기인 것입니다.

우리는 지금까지 아프면 약을 먹는 것이 당연하다고 여겨왔습니다. 하지만 잘 관찰해보면, 약을 먹고 병이 완치된 경우는 거의 없다는 것을 알 수 있습니다. 여기서 '완치'라는 말의 의미가 중요합니다. 예를 들어, 누군가 열이 난다고 하면 우리는 보통 해열진통제를 생각합니다. 해열진통제를 먹고 나서 열이 내리면 '약을 먹고 나았다'라고 여깁니다. 그러나 약효가 지나가면 다시 열이 오르는 경우가 많습니다. 이럴 때는 해열진통제를 먹고 열이 내렸다는 경험은 했지만, 열이 오르는 것 자체를 '병'이라고 한다면, 그 병이 해열진통제로 완치되었다고 보기는 어렵습니다.

약사인 저의 관찰로는, 우리가 어떤 병에 걸렸을 때 그 병의 증상이 나타나게 되는 원인이 있습니다. 우리는 병의 정확한 원인은 모르지만, 증상 자체를 느낄 수 있습니다. 병원에서는 그 증상에 관해 이야기하고 약을 처방받게 됩니다. 이때 처방된 약이 병의 증상을 없애는 것인지, 아니면 병의

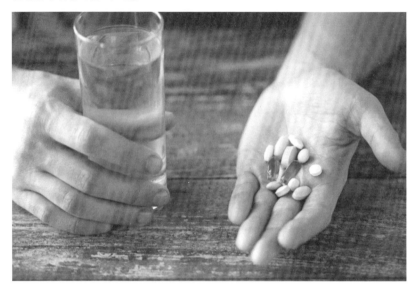

원인을 없애는 것인지 고찰해볼 필요가 있습니다. 열이 나는 데는 이유가 있을 것입니다. 해열진통제는 열을 낮추는 역할만 할 뿐, 열이 나는 근본 원인은 해결하지 못합니다. 물론 열은 염증이 많아지면서 발생하므로, 해열제가 소염 효과를 가지고 있다면 발열 원인인 염증을 제거했다고 할 수 있습니다.

제가 여기서 말하고자 하는 것은, 왜 염증이 왜 많아졌는가에 대한 것입니다. 해열제를 먹어 당장의 염증을 줄였다고 해도 다시 염증이 생기면 열이 다시 오르게 됩니다. 일반적으로 해열제를 먹고 시간이 지나 약효가 떨어지면 열이 나는 이유는, 염증이 많아진 근본 원인을 제거하지 못했기 때문입니다. 그러므로 약은 병의 원인을 제거했다고 할 수가 없습니다. 약은 다만 병으로 인한 불편한 증상을 좀 더 편하게 만들어줄 뿐입니다.

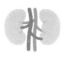

염증은 병의
원인일까요?

《한국민족문화대백과사전》에는 병에 대해 '생물체 심신의 전체 또는
일부가 장애를 일으켜 정상적 기능을 영위할 수 없는 심신장애'라고 정의
합니다. 그런데 병은 과연 장애일까요? 제가 약에 대해 관찰한 결과, 병의
정의에 의문이 들었습니다. 병이 정말 장애로 인해 기능을 영위하지 못하
는 상태일까요? 적어도 저는 그렇게 보이지 않았습니다.

병에 대한 관점은 마치 찰스 다윈과 리처드 도킨슨의 시선 차이와도 비
슷합니다. 누군가는 '병은 장애로 인한 것이다'라고 말하고, 그것이 보편타
당하다고 이야기합니다. 대다수가 그렇게 여길 것입니다.

하지만 저는 병은 장애로 인한 것이 아니라 환경에 의해 발생한다고 봅
니다. 우리의 몸은 몸 안의 환경에 따라 생존하려는 방편으로 지금까지 행

해오던 것과는 다른 행동을 하게 됩니다. 몸을 구성하는 세포, 그 세포가 만들어지는 환경, 그 환경에 따른 유전자의 이기적인 선택이라고 봅니다. 이 선택은 살아남기 위해서이지 고장이 나서가 아니라는 것입니다.

이때까지 우리가 알고 있던 병에 대한 개념에 대해 이렇게 다른 접근이 이루어진다면, 병의 치료에 대해 다시 생각해볼 수 있습니다. 지금까지 치료행위가 병의 증상 개선에 집중되었던 이유는, 병이 몸의 고장에서 비롯되었기에 근본적으로 고칠 수 없는 상태라고 여겼기 때문입니다. 그래서 병의 완치보다는 증상의 유지, 완화, 개선에 초점이 맞춰져 있었습니다.

하지만 병에 대한 개념이 달라진다면 치료 방식 또한 변화할 수 있습니다. 병이 생기게 된 원인을 찾아내어 그 원인을 바로잡아 준다면, 병 자체가 치료될 수 있을 것입니다. 왜냐하면 병은 몸의 고장 때문이 아니라, 단지 환경에 적응한 결과일 뿐이기 때문입니다. 그러니 당연하게도 환경이 다시 변한다면 또 적응하게 될 것입니다.

의학박사인 안드레아스 모리츠(Andreas Moritz)는《의사들도 모르는 기적의 간 청소》에서 "병이 든다는 것은 몸이 바로 그 일을 하고 있음을 의미한다. 이런 형태의 극심한 폐색에 대해 몸은 갖은 수단을 동원해 독성을 제거하려고 한다. 이것은 대개 불편한 느낌을 야기한다. 이러한 것을 증상이라고 한다"라고 말합니다.

또한 "통증은 몸에 어떤 문제가 있거나, 제대로 작동하지 않는 장기, 기관, 근육, 관절 등이 있다는 사실과, 몸이 그것을 고치고 있음을 나타내는 신호다. 통증 자체는 질병이 아니다. 그것은 비정상적인 상황이 발생했을 때 적절한 면역 반응이 일어나고 있음을 알려주는 것이다"라고 했습니다.*

의사들도 모르는 기적의 간 청소

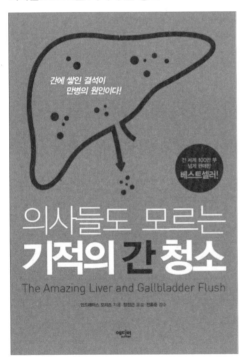

출처 : 에디터

---

* 안드레아스 모리츠 저, 정진근 역, 《의사들도 모르는 기적의 간 청소》, 에디터, 2015년 인용.

안드레아스 모리츠의 이야기는 저의 생각과 정확히 일치하는 부분이 있습니다. 우리가 느끼는 병의 증상은 생존을 위한 우리 몸의 방어 수단이며, 어긋나버린 환경에 적응하려는 방법입니다. 그렇다면 몸의 환경을 건강했던 시절로 돌려놓을 수 있다면, 우리는 틀림없이 건강해질 것입니다. 우리 몸은 그렇게 적응해 살도록 이미 DNA에 기록되어 있기 때문입니다. 이것은 일종의 환경에 대한 적응이며 진화이기도 합니다. 우리의 유전자는 그렇게 생존을 위해 발전해왔습니다.

이제 우리가 건강을 회복하기 위해서는 환경의 개선이 필요한데요. 그중 가장 중요한 것이 바로 신장입니다. 모리츠 박사는 간에 관해 이야기했지만, 저는 신장이 더 핵심적인 포인트라고 생각합니다. 큰 틀에서는 같은 이야기, 같은 개념이지만 문제 해결을 위한 핵심에서 차이가 있습니다. 우리가 똑같이 주장하는 내용 중 현대 의학과 가장 다른 부분들은 바로 염증에 대한 것입니다.

현대 의학에서는 병의 원인이 '염증'이라고 합니다. 하지만 우리의 생각은 다릅니다. 병의 원인은 따로 존재하며, 그 원인 물질로 인해 염증이 생깁니다. 염증은 병의 원인 물질인 독소로 인해 생긴 결과물입니다. 좀 더 인과관계를 따져보면 독소로부터 몸을 지키기 위한 방어수단입니다. 그래서 아픈 부위를 관찰해보면 염증이 많습니다. 하지만 독소는 희한하게도 관찰이 되지 않습니다. 그래서 많은 관찰자는 아픈 이유가 염증 때문이라

신장(콩팥)과 부신의 위치

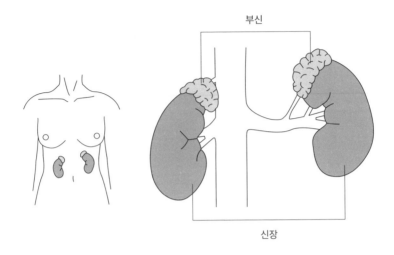

부신

신장

고 말합니다.

　하지만 그것은 진실이 아닙니다. 우리가 아픈 이유는 염증이 아닌 독소 때문이며, 염증은 독소로부터 생명을 지키기 위한 방어 수단일 뿐입니다. 단지 염증이 많아졌기 때문에 우리는 염증이 많아졌다는 신호를 받게 됩니다. 그것이 통증입니다. 통증은 우리를 괴롭히기 위한 것이 아니라 문제가 생겼다는 것을 알려주는 신호일 뿐입니다. 그 신호를 알아차렸을 때 우리는 독소를 없애기 위해 노력해야지, 신호를 없애기 위한 노력을 하면 안 됩니다. 하지만 병원이나 약국에서는 이 신호를 없애는 방향으로 치료합니다.

　우리가 제대로 알아야 할 것은 바로 이 부분입니다. 병은 독소로부터 몸을 지키기 위한 방어 행위에서 나타나는 신호와 같은 증상을 제거하는 것이 아니라 독소를 없애야 낫는다는 것입니다. 이것이 원래 우리에게 존재하고 있는 죽음을 피하기 위한 우리의 생존방식이라는 것입니다.

병은 나쁜 것인가요?

병은 정말 나쁜 것인가요? 병에 걸리면 죽는 것인가요? 병이라는 개념을 이해하지 못하면 건강해질 수가 없으므로, 우리는 다양한 관점에서 병을 관찰해야 합니다.

질병이란 '생리적 범위를 이탈한 형태적 및 기능적 이상 상태'라고 말합니다. 즉, 질병은 '생리적 상태가 아닌, 항상성(homeostasis)을 벗어난 상태'라고 정의할 수 있습니다. 몸이 가지고 있는 항상성에서 벗어난 상태라는 말의 의미를 새겨봐야 할 것입니다.

나무위키에 따르면 항상성(恒常性)은 '생명의 특성 중 하나로, 자신의 최적화 상태를 오랫동안 유지하려는 특성'을 뜻합니다. 대부분의 생물에게서 이 현상은 생명을 유지하기 위해 일어납니다. 항상성은 생명 현상에 있어 매우 중요한 개념이며, 그렇기에 질병이 발생하는 핵심적 정의 중 하나가 바로 '항상성이 깨져 면역력이 떨어지는 것'입니다. 그러므로 사실상 '항상성이 영구히 깨져서 돌이킬 수 없게 되는 것'을 죽음의 정의로 사용하기도 합니다.

'항(恒)'은 변하지 않는다는 뜻이고, '상(常)'은 영원하다는 뜻입니다. 이 둘이 합쳐져 만들어진 '항상성'은 생물체를 둘러싼 외부 환경과 생물체 내부 환경이 계속 변화하는 상황에서도 일정한 수순으로 상태를 유지하려는 기능을 말합니다.

예를 들어 혈액 속 전해질, 혈당 등의 농도를 일정하게 유지하거나, 체온과 체액 상태를 유지하는 것 등이 항상성의 대표적인 예입니다. 이런 항상성을 유지하기 위해 신장에서는 삼투압 조절을 통해 물과 미네랄의 양을 조절하고, 신장과 폐에서는 대사 과정에서 생긴 노폐물인 대사산물을 제거합니다. 아주 쉽게 극단적으로 이야기하면 항상성은 살아 있는 상태를 유지하려는 노력이고, 항상성이 깨진 상태는 죽음으로 가는 과정이라고 할 수 있습니다.

하지만 이런 항상성을 구간별로 나누어 관찰해보면 단계가 존재한다는 것을 알 수 있습니다. 아주 최상위 상태를 유지하려다가 어떤 임계점 밑으로 떨어지게 되면 상태 변화를 겪게 됩니다. 그리고 그때부터는 그 상태를 유지하기 위한 항상성이 나타납니다. 상태가 좋은 방향으로 흘러가더라도 지금의 상태를 유지하기 위한 항상성은 존재합니다.

좋은 방향이든 나쁜 방향이든 몸에 변화가 생기면, 첫 번째로 항상성을 유지하기 위한 방어 작용이 있을 것입니다. 그러한 방어에도 불구하고 임계점을 넘어가버리면 상태가 변화하게 되고, 항상성의 단계도 변화해 새로운 항상성을 유지하려고 할 것입니다.

이런 관점에서 보면 우리가 병이라고 이야기하는 것은 우리가 어떤 기준으로 잡아놓았던 상태에서의 항상성이 깨진 상태인 것입니다. 즉, 외부와 내부의 환경에 대해 어떤 상태를 유지해야 하는 그 기준이 변했다는 의미입니다. 그래서 새로워진 기준에 맞게 몸을 조절하려고 할 것입니다.

그 상황에서는 기존의 혈압, 혈당 등의 수치가 달라질 것입니다. 왜냐하면 기준이 달라졌기 때문입니다. 그리고 병원에서 기준으로 보는 수치와 다른 수치가 나왔기에 이를 병적인 상태라고 규정짓고, 다시 원래의 기준 수치로 되돌리려 노력하게 됩니다.

그렇다면 왜 병이 생기게 되었을까요? 이 질문을 던져야 좀 더 본질적인 답을 찾을 수 있습니다. 병은 항상성이 깨진 상태이고, 항상성은 내외부 환경 변화에서도 일정한 상태를 유지하는 기능이라고 했습니다. 그렇다면 병적 상태란 변화하는 환경에 더 이상 조절할 수 없어서 유지하고자 하는 기준 상태를 기존과 다르게 조절함으로써 새로운 항상성을 만든 상태라고 볼 수 있습니다.

이러한 조절은 나이가 들어가면서 매 순간 우리가 인지하지 못하는 사이에 실제로 일어납니다. 10대에서 20대, 30대에서 40대 등 나이가 들면서 우리의 항상성은 구간별로 변화해왔습니다. 하지만 10대에서 20대로 항상성이 변화했다고 해서 그것을 병이라고 하지는 않았습니다. 우리가 병이라고 인식하는 순간은 항상성 변화로 인해 기존에 느끼지 못했던 불편한 증상이 나타날 때입니다. 그리고 우리는 그 증상을 병이라고 착각하게 됩니다.

결국 외부적, 내부적 환경 변화에 따라 항상성을 변화시켜야 하는 원인이 발생하게 되었고, 그 원인이 증가함에 따라 결국 기존 항상성을 유지하지 못하고 변화가 일어났다는 것입니다. 이러한 변화를 병이라고 할 때 약은 병의 증상을 개선시키지만, 진정한 건강 회복을 위해서는 건강한 상태의 항상성을 회복해야 합니다. 그러려면 원인을 제거해야 하는데, 이 원인을 우리는 '독소'라 하고, 독소 제거를 건강 회복의 의미로 '디톡스'라고 합니다. 그리고 저는 이 책에서 독소의 정체가 바로 '요산'이라고 이야기하고 있습니다.

요산(Uric acid)

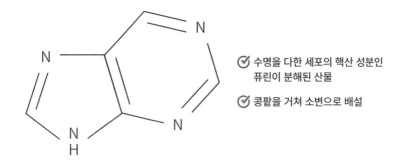

✅ 수명을 다한 세포의 핵산 성분인
퓨린이 분해된 산물

✅ 콩팥을 거쳐 소변으로 배설

    항상성을 변화시키는 외부 환경은 스트레스입니다. 그리고 내부적 환경은 스트레스에 따른 요산 수치의 증가입니다. 요산 수치 증가는 신장에 영향을 끼쳐 체액의 항상성 유지 기능을 방해합니다. 결국 우리 뇌는 이런 상태에서 최선이 아닌 차선의 상태를 유지하기 위한 방어를 시작하게 됩니다. 혈압이 평소보다 높아지거나, 혈당과 콜레스테롤 수치도 높아질 수 있습니다. 이러한 증상은 단지 새로운 항상성의 결과일 뿐입니다.

    이미 몸 환경이 바뀌어 새로운 항상성을 유지하고자 하는데도 예전의 영광을 잊지 못해 약물을 복용해 억지로 지난 기준의 항상성으로 맞추려 합니다. 환경이 예전과 다른데도 말입니다. 이러면 탈이 날 수밖에 없습니다. 수치 변화는 환경 변화에 따른 인과일 뿐입니다. 우리가 정말 이 수치를 예전으로 바꾸고 싶다면, 약물 복용이 필요한 것이 아니라 수치가 저절로 바뀌도록 환경을 개선해야 합니다.

우리는 지금
안녕한가요?

우리가 살아가는 삶의 종착지인 죽음은 건강할 때는 멀게 느껴지지만, 몸이 아플 때는 가깝게 다가옵니다. 그리고 몸이 아픈 이 순간에 죽음을 피하고자 하는 욕구, 즉 건강하게 오래 살고 싶은 마음이 생깁니다. 지금은 웰빙(well-being), 건강하게 오래 사는 것이 무엇보다 중요합니다. 건강하다는 것은 어떤 의미일까요? 단순히 몸이 튼튼하다는 개념보다는 좀 더 복잡합니다.

과거에는 건강을 단지 질병이 없는 상태로 정의했으나 현재는 건강의 개념이 점차 확대되었습니다. 세계보건기구(WHO)에서는 건강을 질병이 없을 뿐만 아니라, 신체적·정신적·사회적으로 완전히 안녕한 상태로 정의하고 있습니다.

세계보건기구가 제시한 '건강'의 정의

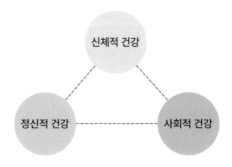

출처 : 세계보건기구

'안녕'이라는 말은 한자로는 安(편안 안)에 寧(편안할 녕)입니다. 우리나라에서 매우 일상적인 인사말인 "안녕하세요?"라는 말은 '무탈하시냐?'로 해석이 됩니다. 즉 아무 탈 없이 무사하냐는 뜻이니 상대방의 건강을 챙기고 걱정해주는 말로 이해할 수 있습니다. 그렇기에 '안녕하세요?'라는 인사말은 바로 '신체적, 정신적, 사회적으로 건강하시죠?'라는 의미인 것입니다. '안녕'이라는 말을 영어로 표현하면 직설적으로는 'Hi'나 'Hello'가 되겠지만, 의미상으로는 'well-being'이 되는 것입니다.

"안녕하세요?"라는 인사말에 "네, 안녕합니다"라고 답하지는 않습니다. 보통은 서로 "안녕하세요?"라고 묻는 것이고, 굳이 답을 하지는 않습니다. 그런데 조금 더 깊게 들여다보니 이 '안녕'이라는 말이 참 어렵습니다. 그러니 대답하기 어려웠던 게 아니었을까요? 어떻게 하면 우리는 안녕할 수 있을까요?

참 어려운 질문이 아닐 수 없습니다. 이 질문에 답하기 위해서는 먼저 안녕하기 위한 조건인 신체적, 정신적, 사회적 건강이라는 부분을 먼저 살펴봐야 합니다.

신체적 건강은 간단히 말해 우리가 흔히 이야기하는 병과 관련이 있습니다. 신체적으로 건강하다는 것은 아픈 곳이 없다는 뜻입니다. 오늘날 많이 발생하는 만성질환인 고혈압, 고지혈증, 당뇨병과 같은 질병에서 벗어나 있어야 하며 관절염, 오십견 등으로 인한 행동에 지장이 없어야 건강한 상태입니다.

정신적 건강을 간단히 정리하자면 자존감입니다. 자존감이란 자신을 존중하고 가치 있는 존재로 인식하는 마음을 말합니다. 정신은 사전적 의미에서 육체나 물질에 대립되는 영혼이나 마음, 사물을 느끼고 생각하며 판단하는 능력 또는 그런 작용, 마음의 자세나 태도를 의미하기 때문에 정신적 건강은 자신의 존재에 대한 감각과 그 판단에 있어 평가 가치가 높은 상태를 의미한다고 할 수 있습니다. 즉, 자존감이 높은 상태라는 것입니다.

사회적 건강에 대해 간단히 말하자면 인간관계입니다. 인간관계에 있어 상처를 주지도 받지도 않는 관계, 이것이 사회적으로 건강한 상태입니다. 이러한 신체적, 정신적, 사회적 건강의 3가지 분야는 별개로 존재하는 것 같지만, 실상은 하나로 연결되어 있습니다. 몸이 아프면 자존감이 높기 어렵고, 자존감이 낮으면 타인과의 관계도 좋지 않습니다. 반대로 건강한 사람일수록 자존감이 높은 경향이 있고, 자존감이 높을수록 사회활동 범위가 넓고 인간관계도 원만한 편입니다. 물론 예외도 있지만, 대부분 사람이 이러한 경향이 있습니다.

Hawkley & Cacioppo(2010)[*]의 종단 연구에 따르면, 사회적 연결성이 높을수록 신체적 건강 상태가 좋다고 합니다. 사회적으로 연결된 사람들은 고혈압, 심혈관질환, 비만, 당뇨병 등 만성질환 위험이 낮아집니다. 또한 사회적 연결성은 정신적 건강에도 영향을 미치는데, 외로움과 고립은 우울증, 불안, 스트레스 등을 유발할 수 있습니다. 결국 사회적 연결성을 높이면 정신 건강을 증진시키고, 신체적 건강도 유지할 수 있습니다.

하지만 신체적 건강이 좋지 않으면 사회적으로 높은 연결성을 가지기는 어렵습니다. 아픈 신체는 신경을 자극하게 되고, 자신도 모르게 신경이 예민하게 됩니다. 예민해진 신경은 상대와의 소통을 방해하고, 자기 신경에 집중하도록 해서 결과적으로는 점차 이기적인 사람으로 만들게 됩니다. 결과적으로 사회적 연결성이 줄어듭니다.

---

[*] Hawkley, L. C., & Cacioppo, J. T. (2010). Loneliness matters: a theoretical and empirical review of consequences and mechanisms. Annals of Behavioral Medicine, 40(2), 218-227.

외로움이 사회적 인지에 미치는 영향

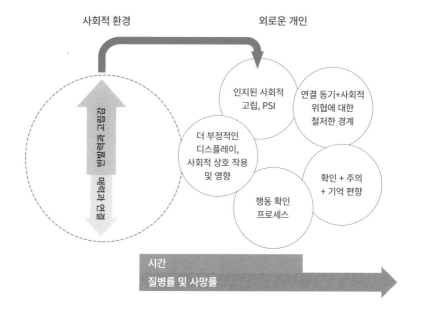

사회적 환경   외로운 개인

인지된 사회적
고립, PSI

연결 동기+사회적
위협에 대한
철저한 경계

더 부정적인
디스플레이,
사회적 상호 작용
및 영향

확인 + 주의
+ 기억 편향

행동 확인
프로세스

바람직한 연결
매력과 연결

시간
질병률 및 사망률

출처 : Hawkley, L. C., & Cacioppo, J. T. (2010)

이처럼 신체적, 정신적, 사회적 건강은 동등한 위치에서 상호 영향을 주고받으며 동시에 작용합니다. 각각을 따로 보는 것이 아니라, 하나가 나빠지면 전체가 나빠지고, 하나가 좋아지면 전체가 좋아지는 방향으로 움직일 수 있다는 것이죠.

건강 상태의 신체적, 정신적, 사회적 측면이 동시에 작용하는 이 동시성의 방향성은 우리가 추구하는 목적지이며, 그 키워드는 '생존'입니다. 이러한 생존에 있어 가장 중요한 역할을 하는 것이 바로 뇌입니다. 생명체의 생존과 발전에 있어 가장 중심적인 역할을 하는 뇌는 몸이 살아 있어야 존재할 수 있기에 육체의 생존을 최우선 순위로 두고 있습니다. 지구와 우주의 모든 생명체가 당연히 자신의 생존을 제1의 가치로 여기며 살아갑니다.

이는 누군가에게서 배운 지식이 아니라, 태어날 때부터 뇌에 새겨진 본능과 같은 것입니다. 그렇기에 우리는 삶을 살아가며 자연스레 생존 위주의 사고방식을 갖게 됩니다. 일상을 벗어난 생존의 위협이 될 만한 문제에 직면하면, 뇌는 아주 빠른 속도로 이것이 생존에 유리한지, 불리한지를 판단합니다. 이러한 판단의 기준은 살아오며 쌓은 지식과 경험을 통해 형성된 스스로의 가치관이라고 말하게 됩니다.

같은 문제라도 서로 다른 가치관을 가진 사람들에게는 다른 답이 나오게 됩니다. 이렇게 다른 답에 대해 사람들은 옳고 그름을 따지지만, 사실 각자의 기준에서는 모두 정답입니다. 그 답은 자신의 가치관에 따른 판단이며, 자신의 생존을 위해 옳은 선택인 것입니다. 서로 다른 환경에서 생존하고 서로 다른 가치관을 가지고 있기 때문에 같은 문제라고 하더라도 얼마든지 답이 다를 수 있는 것입니다.

하지만 이렇게 다른 답들이 가지는 공통된 목적은 '각자의 생존'이라는 동일한 목적성입니다. 삶의 여러 문제에 대한 구체적 판단은 다르지만, 그 판단의 근거는 모두 생존이라는 같은 바탕에서 나옵니다. 우리는 다 다른 것 같지만 사실 다 같은 존재이고, 다 같은 존재인 것 같지만 다 다르게 살아갑니다. 현상을 관찰하는 것이냐, 현상의 원리를 관찰하는 것이냐에 따라 다르기도 하고 같기도 합니다.

뇌의 이런 판단 방식은 신체적, 정신적, 사회적 건강 영역에서 동일하게 작용합니다. 외부 환경에 반응해 내리는 판단은 생각으로 이어져 스스로 이해할 수 있지만, 신체 내부에서 일어나는 뇌의 판단은 잘 알아차리지 못하는 경우가 많습니다. 그렇기에 몸 내부의 상황을 관찰할 때는 뇌의 제1원칙인 '자신의 생존'에 대해 이해해야 합니다. 우리 뇌가 행하는 모든 것은 살기 위함이라는 것을 믿어야 한다는 말입니다.

몸 내부에서 발생하는 크고 작은 이벤트들은 평소와 다를 것입니다. 평상시와 다른 감각에 불안감을 느낄 수도, 모른 척할 수도 있겠지만, 뇌는 그것을 더 적극적으로 알리게 됩니다. 몸의 주인이 알아차려야 할 무언가가 있다는 신호입니다. 그래서 염증을 생성해 이벤트로부터 몸을 방어하고, 통증을 주어 주인에게 알립니다. 그런데 우리는 이제까지 통증이 나를 괴롭히는 것이라고 배워왔습니다. 그래서 통증을 무시하고 제거하려 노력하는 것입니다.

모든 생명체는 스스로 생존을 위해 판단하고 행동합니다. 우리가 잠을 자고 있을 때도 생존하기 위해 몸은 알아서 숨을 쉬고, 혈액을 온몸에 순환시킵니다. 이 모든 것은 우리 생명을 유지시켜주는 뇌의 역할입니다. 우리는 이 사실을 믿어야 합니다. 뇌는 우리가 평생 함께 살아가야 할 파트너이기 때문입니다.

뇌를 연구해보면, 뇌는 우리에게 종속된 장기가 아니라 우리와 운명 공동체로서 공생하는 관계라는 느낌이 더 강하게 듭니다. 마치 공생의 관계라고 할까요? 뇌는 자신의 생존을 위해 우리 몸이 살아갈 수 있도록 하고 있습니다. 어쩌면 우리의 실체는 몸의 주인인 뇌와 함께 살아가는 것일지도 모릅니다.

이런 공생 관계를 이해할 때 비로소 우리는 병과 건강에 대해 더 깊이 이해할 수 있습니다. 우리 뇌는 우리 자신보다 몸의 생존을 더 중요하게 여기고 있다는 사실 말입니다.

뇌와 신경
그리고 스트레스

　뇌에 대해 간단한 검색을 해보면, 위키백과에서는 뇌를 다음과 같이 정의합니다.

　"뇌(腦, Brain)는 신경세포로 이루어진 기관으로, 동물의 중추신경계를 관장하며 생명 활동에 중요한 역할을 합니다. 인체의 모든 정보가 뇌로 모이고, 뇌에서 활동과 조정 명령을 내립니다. 고등 동물의 뇌는 학습의 중추역할도 합니다. 성인 뇌의 평균 무게는 1.4~1.6kg이며, 약 1,000억 개의 뉴런으로 이루어져 있습니다. 뇌는 움직임, 행동을 관장하고 심장박동, 혈압, 체온 등 신체의 항상성을 유지합니다. 또한 인지, 감정, 기억, 학습 등의 고차원적 기능도 담당합니다."

뇌 구조와 기능

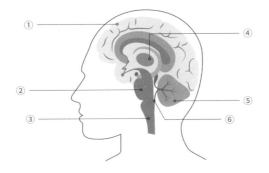

① 대뇌·대뇌피질
- 머리의 대부분을 차지하는 뇌의 바깥쪽으로 좌뇌와 우뇌로 나뉜다.
- 좌뇌와 우뇌는 뇌량을 통해 연결되어 종합적 사고를 가능하게 한다.
- 사고·판단·창조 등 인간 특유의 고도의 정신 활동이 이루어진다.

② 중뇌
- 안구운동 등 눈에 관련된 활동과 호르몬·체온·식욕 등을 조절한다.

③ 연수
- 심장박동·호흡·소화 등 생명 유지에 필수적인 활동을 맡는다.

④ 간뇌
- 모든 감각의 정보가 이곳에 모였다가 대뇌의 감각 중추로 향한다.

⑤ 소뇌
- 평형 감각과 공간 능력을 조절하는 운동중추 역할을 담당한다.
- 반복을 통해 운동기술 등을 습득해 기억하는 기능도 있다.

⑥ 척수
- 뇌의 맨 아랫부분으로 운동·감각·자율신경이 지나가는 통로다.

중량 대비 산소 소비량이 10배나 높을 정도로 뇌는 생명 유지에 핵심적인 기관입니다. 뇌는 신경세포를 통해 내외부 정보를 수집하고, 생존을 위한 판단과 행동을 결정합니다. 따라서 뇌의 기능은 신경 활동의 총체라고 볼 수 있습니다.

신경(神經, nerve)은 생물이 주변 환경과 자극을 감지하고 대처하는 기관을 의미합니다. 우리가 일상에서 '신경 쓴다'라는 말은 뇌가 생존과 건강을 위해 신경 활동을 한다는 뜻입니다. 생존하기 위해, 건강하기 위해 우리는 신경을 씁니다. 그러니 환경이 열악할수록 생존을 위해서는 더 많은 신경을 쓰게 됩니다. 생존을 위한 활동이 곧 건강에 대한 욕구라면, 그것을 이루기 위해 현재 상태를 평가하고, 더 나은 방법을 찾는 것이 바로 뇌에서 신경을 쓰는 것입니다.

건강하지 못한 상태에 있다는 것은 생존에 불리한 상황에 놓여 있음을 의미합니다. 따라서 이런 상황을 바꿀 무언가가 필요해집니다. 외부에서든, 내부에서든 보통 필요한 것은 한정되어 있는 경우가 많고, 한정된 것을 먼저 가지기 위해서는 경쟁이라는 노력을 해야 합니다. 한정된 자원을 먼저 확보하기 위해서는 경쟁이라는 노력을 기울여야 합니다. 그리고 이러한 노력은 때로는 스스로에게 동기부여가 되기도 하지만, 대부분의 경우 스트레스로 작용하게 됩니다.

심리학에서 스트레스란 외부의 위협, 공격 등에 대항해 신체와 심리를 보호하려는 변화 과정을 말합니다. 다시 말해 생체가 여러 상해 및 자극에 대해 보이는 비특이적인 생물학적 반응입니다. 쉽게 말하면 특수 환경에 대해 생존하기 위한 특수 반응이라는 말입니다.

만성 스트레스의 영향과 스트레스 반응 시스템

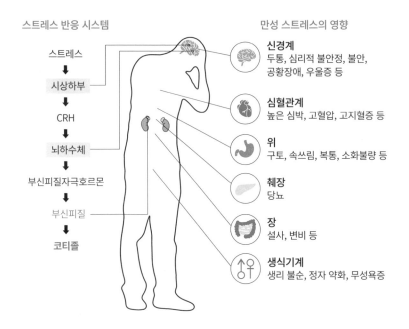

스트레스 반응 시스템

스트레스
↓
시상하부
↓
CRH
↓
뇌하수체
↓
부신피질자극호르몬
↓
부신피질
↓
코티졸

만성 스트레스의 영향

신경계
두통, 심리적 불안정, 불안,
공황장애, 우울증 등

심혈관계
높은 심박, 고혈압, 고지혈증 등

위
구토, 속쓰림, 복통, 소화불량 등

췌장
당뇨

장
설사, 변비 등

생식기계
생리 불순, 정자 약화, 무성욕증

스트레스 상황에서의 인체 반응은 우리의 조상인 초기 인류의 생존에 도움이 되는 것들이었습니다. 인체는 교감신경을 자극해 소화를 중지하고 혈액을 말초로 돌리며, 심박수를 높이고 뇌하수체를 활성화시켜 긴박한 활동에 대비합니다. 이때 아드레날린 등 호르몬이 분비되어 위험에 싸우거나 피할 힘과 에너지를 제공합니다.

이는 과거 맹수와 대치했을 때 생존율을 높이는 데 도움이 되었습니다. 맹수 앞에서 소화기관에 혈액을 보내기보다는 말초로 혈액을 보내고, 심박수를 높이는 편이 생존에 유리했던 것입니다. 스트레스 반응 그 자체는 생존을 위해 필요한 행위입니다. 하지만 스트레스를 유발하는 상황 자체는 꼭 필요한 것은 아닙니다.

스트레스 그 자체는 좋은 반응이지만, 문제는 스트레스가 작용하게 되는 환경입니다. 우리의 생존이 위협받는 환경에 놓이면, 우리는 그것을 극복하기 위해 많은 신경을 쓰게 되고 이것이 스트레스 반응을 일으킵니다. 가장 이상적인 것은 어떤 환경에 처해 있더라도 스트레스가 작용하지 않는 평안한 의식 상태일 것입니다.

하지만 우리는 보통 자신이 정해놓은 기준에서는 안정감을 느끼지만, 기준에서 벗어난 상황에 놓이게 되면 불안감을 느끼게 됩니다. 이 불안감으로 인해 스트레스라는 방어 기전이 작동하게 됩니다. 스트레스가 작동하면 뇌에서는 그 상황에 맞춰 몸을 재정비하는데, 우리에게는 이것이 더 많은 염증으로 나타날 수 있습니다. 이것이 바로 우리가 아프다고 느끼는 병의 실체입니다.

우리가 더 건강해지려면 스트레스가 작동하지 않는 안심되는 환경에 있어야 합니다. 안심되는 환경이 무엇인지는 개인의 의식에 따르겠지만, 분명한 것은 건강을 위해서는 스트레스를 작동시키지 말아야 한다는 점입니다. 스트레스가 나쁜 것은 아니지만, 그것이 작동하는 환경에 스스로를 노출시키지 말아야 한다는 뜻입니다.

하지만 어떤 연구에 따르면 적절한 수준의 스트레스는 오히려 이득이 있다고 합니다. 지나친 스트레스는 건강에 해롭지만, 적당한 스트레스는 신체와 정신에 활력을 줄 수 있습니다. 실제로 급성 스트레스가 기억과 학습 능력을 향상시키는 '장기 강화(Long Term Potentiation · LTP)' 현상을 증가시켜 기억력을 높였다는 연구 결과가 존재하기도 합니다.

또한 스트레스가 전혀 없는 상황이 오히려 불리할 수 있다는 연구도 있습니다. 캐나다의 맥길 대학교에서 진행한 심리학 실험에서는 실험자들을 일절 스트레스를 받지 않는 환경에 놓이게 했는데, 실험자들 대부분이 지루함을 못 이겨 그만두었습니다. 이는 인간의 뇌가 정상 활동을 위해서는 일정 수준의 자극이 필요함을 시사합니다. "심심해 죽겠다"라는 말은 과도한 스트레스를 겪는 이에게는 이해할 수 없지만, 이런 관점에서 보면 맞는 말입니다.

사회를 잘 관찰해보면, 많은 이들이 돈을 많이 벌어 편히 살고 싶다고 하지만, 경제적 여유가 있어도 또다시 일거리를 찾는 경우가 많습니다. 이유는 심심해서입니다. 주어진 일 없이 무의미하게 시간을 보내면 대부분 행복하지 못합니다. 취미생활을 해도 그 과정에서 스트레스에 노출되는 것이 현실입니다. 따라서 이러한 관점에서는 인간에게 적절한 수준의 스트레스 상황이 필요하다고 봅니다.

지금까지의 내용을 정리해보면, 스트레스 상황에서 우리에게 나타나는 변화는 그 상황을 이겨내기 위한 반응으로 볼 수 있습니다. 이러한 변화는 상황에 따라 긍정적으로 해석되기도 하지만, 지나치면 부정적으로 작용합니다. 부정적인 상황일 때 우리는 스트레스를 받으며 더 많은 신경을 쓰게 됩니다.

결국 살아 있는 생명체는 생존을 위해 신경 활동을 하도록 프로그래밍되어 있습니다. 신경 활동이 활발해지는 것은 어떤 의미에서 생존에 도움이 되기도 하지만, 너무 많은 신경 활동을 해야 하는 환경에서는 생존에 불리해집니다. 따라서 과도한 스트레스 상황은 피하는 것이 좋습니다.

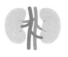

약 복용의 문제점

우리 몸에서 발생하는 크고 작은 문제는 결국 대사 노폐물 처리와 밀접한 관련이 있습니다. 대사 노폐물을 해결하지 못하면, 몸은 그 양을 줄이기 위한 방식으로 대응하게 되며, 그 결과로 질병의 형태가 나타나게 됩니다. 최종적으로는 대사 속도를 늦춰 노폐물 발생량 자체를 줄이는 방법을 선택하게 됩니다.

따라서 질병은 몸의 환경 변화에 대처하는 문제 해결 방식 중 하나일뿐, 강제로 억제해야 할 대상이 아닙니다. 그러나 우리는 약물로 질병의 증상만을 제어하려 합니다. 고혈압에는 혈압 강하제를, 고혈당에는 혈당 강하제를 복용하는 식입니다. 이런 행위는 질병의 본질을 이해하지 못한 채현상만을 제어하려는 노력일 뿐, 근본적으로 건강해지는 것과는 점점 멀어지는 결과를 낳게 됩니다.

우리는 질병 신호를 무시하기 위해 약을 복용합니다. 치료제는 거의 없으며, 대부분의 약물은 질병 신호를 차단해 질병이 아닌 것처럼 만드는 역할을 할 뿐입니다.

원인을 수정하지 못했기에 증상이 근본적으로 좋아지지 않습니다. 다만 약을 복용했기 때문에 증상이 없는 것처럼 느껴집니다. 저는 제약회사에서 신약 개발과 제조관리 책임자를 경험했고, 개국약사로서 많은 환자를 상담하고 건강 강의를 수백 번 진행한 베테랑 약사입니다. 그래서 약의 긍정적인 면뿐만 아니라 부정적인 면도 잘 알고 있습니다. 급박한 상황에서는 약이 도움이 되지만, 만성 질환에서는 약이 도움이 되기보다는 서서히 죽음으로 몰고 간다고 생각합니다.

약을 다루는 약사이기 때문에 약의 긍정적인 부분도 알지만, 약의 부정적인 부분에 대해서도 잘 압니다. 그래서 약이 사실은 위험한 물질이라는 것을 간과하지 않습니다. 실제로 약은 독에서 비롯된 것이기 때문입니다. 약은 그저 증상을 조절하기 위해 독을 용량과 용법을 조절한 것입니다. 그래서 증상을 억지로라도 조절해야 하는 경우에는 필요한 약이 되겠지만, 그렇지 않은 경우에는 약이 아니라 독이 된다고 할 수 있습니다.

지금 당장 죽음을 피하기 위해서는 약이 필요한 사람들이 있습니다. 그런 사람은 약을 복용해야 합니다. 하지만 여러분들은 반드시 약이라는 것이 근본 원인을 제거하는 것이 아니라는 사실을 알아야 할 것입니다.

혈압이 올라갔을 때 복용하는 고혈압 약물은 혈압을 올리는 뇌의 명령을 수행하는 기관 또는 경로에 작용해 뇌에서 보낸 명령을 차단하는 역할을 합니다. 즉, 몸속 환경의 변화로 우리의 뇌에서는 혈압을 상승시키는 것이 생존에 유리하다고 판단했지만, 약물로 그것을 제어하는 것입니다.

이러한 제어는 수치적으로 확인이 가능하기 때문에 우리는 이것을 현상적으로는 치료제라고 부릅니다. 하지만 엄밀히 말하면 혈압이 올라간 원인을 제거한 것이 아니기 때문에 실상은 혈압 상승 억제제라는 표현이 더 적절할 것입니다. 이 혈압의 상승을 억제하는 약물의 작용은 생존을 위해서 뇌에서 판단한 것과는 상반된 작용이기 때문에 우리의 뇌는 갈등하게 됩니다.

약물의 효능에 대해 거부하기도 하지만, 더 효과를 가진 약물의 복용으로 인해 결국에는 뇌의 뜻과는 다르게 혈압의 수치가 낮아지게 될 것입니다. 하지만 그것이 정말 우리의 생존에 유리한 것이 아닙니다. 그렇기에 뇌는 혈압을 올리기 위한 새로운 방법을 찾게 됩니다. 예를 들면 혈관의 벽을 두껍게 만들어 혈관 통로를 좁힘으로써 상대적으로 혈압을 상승시키는 것이 하나의 방법이 될 것입니다.

그러한 기전에 의해 고혈압 약물을 오랜 시간 복용하면 고지혈증이 발생합니다. 이것은 약국에서 오랜 시간 경험해본 결과이기도 하고, 책을 통해 배우는 결과이기도 합니다. 혈압약 중에 가장 기본으로 사용하는 베타차단제 종류가 콜레스테롤을 증가시킨다는 것은 이미 잘 알려진 사실입니다.

우리가 치료제로 분류하는 약물들은 이런 식으로 몸에 작용합니다. 약사 입장에서 보면, 이런 통제 방식보다는 약물로 근본적인 독소 제어가 건강 유지 차원에서 훨씬 효율적으로 보입니다. 그러나 신장 기능과 관련해 약물로 대사 노폐물인 독소를 제어하는 방법은 없습니다. 독소 제어는 생존과 직결된 매우 중요한 문제이기 때문입니다.

또한 신장 기능을 활성화시키는 것을 섭취했다고 하더라도 관련 수치가 즉각 조절되지 않습니다. 왜냐하면 신장 기능의 활성화를 통해 혈중 독소의 양이 감소하더라도 그동안 저장된 독소가 즉시 혈액으로 유입되어 혈중 농도의 변화를 측정할 수 없기 때문입니다.

만약 단순히 신장과 관련된 혈중 수치를 조정할 수 있다면, 그것은 몸속에 저장된 독소가 혈액으로 유입되지 않게 막는 기전을 가져야 합니다. 그러나 이는 몸의 항상성 유지에 크게 반하는 일이기 때문에, 생존을 위한 전체적인 관점에서는 어떤 방식으로든 거부 반응을 일으켜야 합니다. 이러한 이유로 신장 기능과 관련된 혈중 수치의 변화를 쉽게 관찰할 수 없으며, 관찰되지 않기에 신장 기능이 한번 손상되면 회복되지 않는다고 말하는 것입니다.

현대 의학에서 행하는 모든 치료는 약물을 통해 수치를 기존의 항상성으로 되돌리려는 방향으로 진행됩니다. 이 의도는 너무나 좋은 것이나 방법론에 있어 약물을 통해 강제적으로 이루어지는 수치의 변화는 몸에 좋은 것이 아니라고 생각하는 바입니다. 환경의 변화에 따른 자연스러운 수치의 회복이 건강을 되찾는 올바른 방식입니다. 환경의 변화란 체내 항상성입니다. 이 항상성에 변화를 주었던 요인을 제거하고, 환경을 다시 예전으로 되돌림으로써 자연스럽게 수치가 저절로 좋아지는 것입니다. 이것은 신장 기능의 회복을 통해서만 가능합니다. 그래서 우리는 건강을 되찾기 위해서 신장에 대해 더 많이 알아야 합니다.

약의 긍정적인 부분과 부정적인 부분

1. 약의 긍정적인 부분
1) 당면한 증상을 억제하거나 조절해 긴급한 불편함을 경감시킵니다.
2) 전체적인 면역력이 떨어져 몸 안의 환경 변화에 대처하기 어려운 상태일 때는 약으로 조절하는 것이 필요합니다.

2. 약의 부정적인 부분
1) 당면한 문제를 약으로 해결하려다 다른 문제를 일으키게 됩니다.
2) 전체적인 건강의 불균형을 초래해 결과적으로는 건강을 해치게 됩니다.

의식의 변화가
필요한 이유

우리가 가진 고정된 가치관에서 이루어지는 행동은 필연적으로 현재의 결과를 낳습니다. 하지만 아픈 상태이거나 가치관을 바꾸지 않는 한 건강을 회복하기 어렵습니다. 왜냐하면 기존 가치관을 고수하면 같은 행동 패턴이 반복되어 지금의 상황에서 벗어나지 못하기 때문입니다. 이렇게 고정관념에서 벗어나지 못하는 큰 이유 중 하나는 뇌가 그것이 생존에 유리하다고 인식하기 때문입니다.

건강을 위해 가장 중요한 것이 의식의 변화입니다. 자신이 살아가는 삶에 대한 가치관이 스스로 변화할 수 있다면 삶에 대한 행동이 달라지고, 그 결과는 지금과 다르게 나타날 것입니다. 이러한 의식의 변화는 사실상 큰 위기 앞에서 일어납니다.

예를 들어 담배를 피우던 사람이 폐 검사에서 이상이 발견되자 죽음에 관한 생각이 들면서 담배를 끊게 됩니다. 결국 사람은 죽음을 인지했을 때 행동을 바꾸는 것입니다. 살기 위해서죠. 건강을 해치는 행동을 고치지 않는 이유는 아직은 살 만해서입니다. 그러나 더는 살 만한 상황이 아니라고 느끼면 행동을 바꿔야 합니다. 이것이 '안 하던 행동을 하면 죽을 때'라는 말의 심리적 근거입니다.

이런 사례를 보면, 우리가 더 건강한 생활을 하기 위해서는 때로는 큰 위기가 필요한 경우가 있습니다. 그 위기를 통해 건강의 소중함을 깨닫게 되는 것이죠. 이것 또한 스트레스라고 본다면, 결국 스트레스란 생존을 위한 방법을 찾는 행위라는 의미가 됩니다. 그리고 죽음을 직면하게 되면 결국 생존의 방향성을 의식의 변화에서 찾게 된다는 것을 의미하기도 합니다. 결국 우리가 추구하는 신체적, 정신적, 사회적 건강은 의식과 밀접하게 연결되어 있다는 말입니다.

WHO에서도 1998년 건강 정의를 변경하면서 '영적 안녕'이라는 개념을 추가했습니다. 세계보건기구에서 건강한 삶의 조건을 정의하면서 이전까지는 종교의 전유물로 여겨지던 영성을 거론한 것입니다. 이것은 상당히 의미가 있는 변화였는데, 대중들의 건강에 대한 인지가 영적인 부분까지 고려해야 한다는 사회적 고찰이 높아졌다는 의미가 됩니다. 그래서 더 높은 차원의 건강을 이야기할 필요가 생겼고, 그것은 바로 의식의 영역이라는 것입니다.

우리가 살아가는 세상은 누구에게나 공평하게 존재하지만, 각자의 환경과 가치관에 따라 실제로 받아들이는 실체는 다릅니다. 그리고 그것이 각자의 상황에서 스트레스로 작용하게 됩니다. 그 상황이 견딜 만하다면 버텨내고 살아갈 것이지만, 그 상황에서 버티는 것이 힘든 상태가 되면 상황을 재해석하기 위한, 즉 스트레스 상황을 벗어나기 위한 가치관의 변화가 필수입니다.

의식의 변화가 결국 행동의 변화로 이어지면, 변하지 않는 현실 속에서 겪던 스트레스 상황에서 벗어날 수 있습니다. 우리가 건강을 위해 가장 추구해야 할 부분은 바로 이러한 의식의 변화입니다. 그러나 의식의 변화는 쉽게 이루어지지 않습니다. 죽음을 마주해야만 가능한 일이기 때문입니다. 그래서 많은 이들이 스트레스 상황에서 건강이 나빠지고 결국 죽음을 향해 가게 됩니다.

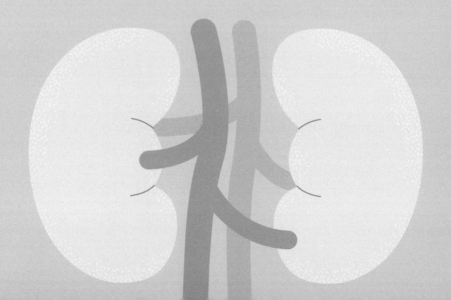

Part 2

내 몸의 건강을
유지하는 신장

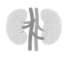

'스트레스 상황'과
'스트레스'

일상생활에서 우리는 '스트레스'라는 단어를 너무나 자주 듣고, 또 사용하며 살아가고 있습니다.

"요즘 스트레스를 너무 많이 받아."
"그 사람은 정말 스트레스를 준다니까."
"아, 스트레스 때문에 미쳐버리겠어!"
"의사 선생님이 스트레스가 모든 병의 근원이라고 하시더라."

이처럼 스트레스는 우리 삶의 일부분이 되어버린 것 같습니다. 마치 공기처럼, 우리의 숨결마다 스트레스가 함께 하는 듯합니다.

일상에서 우리는 '스트레스 상황'과 '스트레스'라는 말을 같은 의미로 사용하고 있지만, 사실 이 둘은 전혀 다른 것입니다. 스트레스 상황은 스트레스가 작동하게 되는 환경을 의미하고, 스트레스는 그 환경에서 살아남기 위한 행위를 뜻합니다. 우리의 생존을 위협하는 것은 스트레스 그 자체가 아니라 스트레스 상황입니다. 이 상황은 우리의 생존에 불리한 환경이며, 거대한 에너지장이라고 할 수 있습니다.

스트레스 상황에 처한 사람

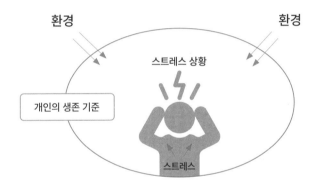

다시 말해, 스트레스 상황은 직접적인 물질이 아닌 무형의 에너지로 존재합니다. 누군가가 나를 공격하는 상황에서는 물리적인 충격뿐만 아니라 소리나 감정과 같은 보이지 않는 에너지도 작용합니다. 우리가 일상에서 겪는 대부분의 스트레스 상황 또한 이러한 무형의 에너지 형태로 다가옵니다.

우리 몸은 이러한 에너지에 반응해 스트레스라는 방어 기전을 작동시킵니다. 이는 몸을 해로운 에너지장으로부터 보호하기 위한 면역 기능과 같습니다. 마치 햇빛에 노출되었을 때 자외선으로부터 몸을 보호하기 위해 기미가 생기는 것과 비슷한 원리입니다. 햇빛에 노출되어 있는 그 상황이 바로 스트레스 상황인 것이며, 기미가 생기는 면역 반응이 바로 스트레스인 것입니다. 우리가 주목해야 할 부분은 스트레스 상황에 놓였을 때 우리 몸에서 일어나는 면역 반응을 살펴봐야 한다는 것입니다.

스트레스 상황에 놓이게 되면 평상시보다 많은 양의 요산이 생성됩니다. 이때 요산의 농도가 급격히 증가하게 되고, 농도가 높아진 요산은 결정의 형태를 띱니다. 일반적인 경우 요산은 신장을 통해 소변으로 배출이 됩니다. 하지만 높아진 농도에 의해 결정형태가 된 요산은 접착성이 높아져 혈액을 통해 소변으로 배출되지 않고 혈관이나, 세포, 장기 등에 달라붙습니다.

소금물에 비유하자면, 물에 녹는 한계 이상으로 소금을 넣으면 소금은 어느 정도 녹다가 더 이상 녹지 않고 물속에 결정으로 남아 있는 것과 같습니다. 요산도 몸속에 6.8mg/dL 이상으로 있으면 다 녹지 못하고 결정을 이루게 되며, 이 결정이 관절과 여러 조직에 쌓여 문제를 일으킵니다.

많은 건강 전문가들이 이야기하는 대표적인 노화 물질 중 하나가 바로 이 요산 결정입니다. 체내에 축적되는 형태로 생긴 요산은 고혈압이나 고

소변으로 배출되지 못하고 몸속에 남은 요산 결정체

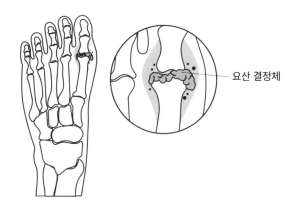

요산 결정체

지혈증, 고혈당과도 밀접한 연관이 있습니다. 요산이 많아지면 혈압이 더 높아지고 콜레스테롤 수치도 높아지게 되면 혈당의 수치도 높아집니다.

　우리가 건강한 상태를 유지하거나 예전의 건강했던 상태로 돌아가고 싶다면, 체내에 축적된 요산의 양을 줄일 필요가 있습니다. 요산의 85%가 신장을 통해 소변으로 배출되므로 신장 기능이 좋아야 합니다. 물론 15%의 요산은 땀으로 배출되기 때문에 운동을 통한 땀 배출도 하나의 방법이 될 수 있지만, 근본적으로는 신장 기능 관리가 필수적입니다. 몸 내부 요산량이 줄어들면 신체적 건강을 회복할 수 있습니다. 스트레스 상황은 평소보다 더 많은 요산을 생성시키므로, 스트레스 상황에서 건강을 유지하려면 신장 기능 관리가 중요합니다.

스트레스에
대항하는 뇌

요산은 우리 몸에서 생성되는 대사 물질로, 소량은 꼭 필요하지만 과다하게 축적되면 건강에 해가 될 수 있습니다. 요산의 대부분은 신장을 통해 소변으로 배출되지만, 신장 기능이 약해진 사람들은 요산을 효과적으로 제거하지 못해 체내 요산 수치가 높아지기도 합니다. 보통 높은 농도의 요산은 요산을 많이 생성하는 음식 섭취가 주된 원인입니다.

여러 이유로 혈액 내 요산 수치가 높아지면 고요산혈증이라는 병적 상태가 되어 다른 질병 발생에도 영향을 미칩니다. 대표적으로 신부전, 통풍, 요산 신결정증, 관절염, 요로감염 등과 직접적인 연관이 있으며, 대사성 질병인 고혈압, 고지혈증, 당뇨의 발생에도 큰 영향을 끼칩니다. 또한 과다한 요산이 혈액 내로 쌓이면 신장에 부담을 주어 신장결석의 위험을 증가시키며, 최종적으로는 신장투석으로 진행될 가능성이 커집니다.

이렇게 질병의 직접적, 간접적 원인이 되는 요산은 똑같은 음식을 섭취하더라도 스트레스 상황에서 더 많이 생성됩니다. 현대인들의 병은 음식에서도 비롯되지만, 처해 있는 환경, 즉 스트레스 환경에서도 비롯됩니다. 이 모든 것이 우리에게는 스트레스 상황이라고 할 수 있습니다. 이 스트레스 상황에 대해 좀 더 구체적으로 설명해보겠습니다.

사람은 ATP 대사의 결과로 요산이 가장 많이 생깁니다. 인체는 요산을 분해하는 요산 분해 효소(uricase)가 없기 때문에 요산이 최종 대사 산물이 되지만, 물고기나 양서류는 요소(urea)로도 분해됩니다. 체내에서 과당 대사가 시작되면 ATP에서 인산기(P)가 하나 떨어져 나가 ADP가 AMP로 대사되며 이 과정에서 요산이 생성됩니다. 간단히 말해 체내 당대사가 활발할 때 요산 생산이 높아진다는 것입니다. 우리가 과일을 많이 섭취하거나 과당이 많이 든 음료를 마시게 되면 요산이 많이 생긴다는 이야기입니다.

요산 수치가 상승하는 원인은?
① 유전적 인자
② 동물 내장, 콩, 멸치, 육류, 등 푸른 생선 등 퓨린을 많이 함유한 음식
③ 고과당 시럽이 함유된 음료수, 음식과 알코올(특히 맥주를 포함한 곡주나 도수가 높은 술)
④ 림프종, 혈액암, 용혈성 질환, 횡문근융해증 등
⑤ 고혈압, 당뇨, 고지혈증, 비만 등 대사증후군 질환
⑥ 결핵약, 이뇨제, 아스피린 등의 약제

스트레스 상황은 생존을 위협하는 상황입니다. 우리는 그런 상황에서 유리한 생존을 위해 정신적, 육체적으로 많은 노력을 기울여야 합니다. 호랑이 굴에 물려가더라도 정신만 차리면 살 수 있다고 하지만, 정신을 차리기 위해서는 엄청난 신경을 써야 할 것입니다. 스트레스 상황은 뇌뿐만 아니라 육체적으로도 에너지를 많이 소모해야 하는 상황입니다. 죽음을 극복해야 하기에 없던 힘까지 만들어내야 합니다.

이런 상황에서 포유동물의 신경세포들이 에너지 부족 시 어떻게 대응하는지에 관해서는 거의 알려진 바가 없습니다. 다만 최근 영국 에든버러대 내털리 로체포트 교수팀의 연구 결과가 있었습니다. 장기간 강도 높은 다이어트를 한 생쥐의 대뇌 피질 영역에서 신경세포가 어떤 변화를 보이는지에 관한 연구 결과를 국제학술지 <뉴런>에 게재했는데, 이와 관련해 최한경 교수님의 저널*에 기고된 내용이 있어 이를 발췌해 소개해드리겠습니다.

◆

"두뇌는 왜 다른 기관보다 많은 에너지를 쓰는 걸까. 바로 정보처리 때문이다. 신경세포는 전기적·화학적 신호로 정보를 전달한다.

(중략)

---

* 최한경(대구경북과학기술원 뇌·인지과학전공 교수), [신경과학 저널클럽] 뇌가 엄청난 에너지를 쓰는 데는 이유가 있다, 경향신문, 2021년 11월 21일 인용.

신경세포가 그다음 정보를 처리하려면 이온 농도를 복구해야 한다. 이때 'ATP'라는 물질이 사용된다. 뇌에는 정보가 끊임없이 돌아다니기 때문에 활성화 신호가 망가뜨린 이온 농도 차이를 복구하는 데에만 뇌가 사용하는 에너지의 절반 이상이 소모되는 것으로 알려져 있다.

로체포트 교수팀은 고강도 다이어트를 한 생쥐에서 이런 과정이 어떻게 변하는지 실험했다. 분석 결과, 생쥐는 신경전달물질에 반응하는 단백질을 변화시켜 활성화 신호가 생성하는 전류를 줄이는 방법으로 ATP 사용을 30% 정도 아끼는 것으로 나타났다.

생쥐 실험에서 알려주는 내용은 지극히 단순합니다. 스트레스 상황에서 우리 뇌는 2가지 선택을 할 수 있습니다. 하나는 뇌 기능을 약간 떨어뜨려 위기 상황을 인지하지 않는 것이고, 다른 하나는 뇌 기능을 높여 스트레스 상황을 해결할 방안을 찾아내는 것입니다. 전자는 신경을 무디게 만들고, 후자는 신경을 예민하게 만드는 것입니다.

사람은 복잡한 신경계와 높은 지능을 가지고 있기에, 스트레스 상황에서는 먼저 해결 방안을 찾는 쪽을 선택합니다. 신경이 무뎌지는 것은 의식을 높여 상황 자체를 받아들이지 않는 것이므로, 너무 똑똑한 사람에게는 아마 불가능할 것입니다. 그렇기에 대부분 사람은 스트레스 상황에서 신경을 더 쓰게 되고, 이럴 경우 뇌에서 사용하는 전류의 크기가 강화되어 ATP 소모량은 늘어나지만, 재생산은 하지 않게 됩니다. 효율을 높이기 위함인데, 그 결과 요산 생산량이 많아집니다.

또 다른 관점에서 보면, 다른 기관에 비해 많은 에너지를 요구하는 뇌에 공급되는 에너지원은 오직 포도당뿐이라는 사실입니다. 그렇기에 스트레스 상황에서 뇌가 더 많은 에너지를 사용할 수 있는 방법은 당대사를 통해 ATP를 사용해야 합니다. 그리고 필연적으로 ATP 대사 산물인 요산이 많이 생성될 수밖에 없습니다.

앞의 내용들을 간단히 정리하자면, 스트레스 상황에서 뇌는 많은 양의 ATP를 소모해 정보를 처리하게 되고, 그 과정에서 요산의 생성이 많아집니다. 이렇게 생성된 요산은 신장의 사구체에서 거의 100% 걸러지고, 일부가 재흡수되어 몸에서 항산화 역할을 합니다.

그러나 특정 농도 이상의 요산은 활성산소와 염증의 증가를 일으켜 결과적으로 신장 기능 손상을 일으킵니다. 손상된 신장은 요산 배출 기능이 약해지기 때문에 악순환이 되는 것입니다. 이러한 악순환을 해결하기 위해서는 신장 기능을 회복시켜야만 합니다. 체내 요산 수치를 낮추면 염증 수치와 활성산소(ROS) 수치가 낮아지게 됩니다.

이 역할을 담당할 수 있는 장기가 바로 신장입니다. 신장의 중요한 역할은 불필요한 대사 산물을 몸 밖으로 배출하고 몸의 수분량을 조절하는 것인데, 몸 밖으로 배출해야 할 불필요한 대사 산물 중 최우선은 바로 요산입니다. 신장 기능에 이상이 생기면 요산에 의한 염증성 질환 발생 위험이 커집니다. 급성신장염의 경우 부종, 혈뇨, 단백뇨, 고혈압, 심한 당뇨병, 용혈성 요독증 등의 합병증을 동반하게 됩니다. 따라서 건강한 삶을 위해서는 신장 기능 향상을 통해 요산 수치를 반드시 감소시켜야 합니다.

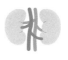

항상성과 신장

우리 몸에 아무런 자극이 없다면 항상성에 의해 일정한 상태로 존재합니다. 그러나 어떤 자극을 맞이하게 되면 그 자극에 대처하기 위한 방어 시스템이 작동하게 됩니다. 이 방어 시스템을 우리는 항상성이라는 말로 설명할 수 있지만, 더 깊은 이해가 필요합니다.

여기서 주의 깊게 살펴봐야 할 부분은 첫째, '왜 자극에 대처해야 하는가?', 둘째, 자극에 대처했을 때 '무엇이 변화하는가?'입니다.

먼저 '왜 자극에 대처해야 하는가?'를 보면, 우리 뇌는 절대적으로 생존이라는 제1명제를 가지고 있습니다. 우리가 맞이하는 어떤 자극이 생존에 영향을 끼치지 않는다면, 우리는 그 자극에 아무런 대처를 하지 않을 것입니다. 하지만 생존에 유리하든 불리하든 어떤 영향을 끼치게 되면, 유리한

대로 혹은 불리한 대로 그 자극 속에서 생존을 이어 나가기 위해 대처하게 되어 있습니다. 자극에 대처하는 이유는 바로 생존하기 위해서입니다. 이것이 바로 항상성입니다.

길을 가다가 갑자기 전혀 모르는 누군가에게 아무 이유 없이 묻지 마 폭력을 당했다고 생각해보겠습니다. 이런 상황에서는 당연히 화가 나기도 하고, 어이가 없기도 하며, 불안하거나 두려움에 떨기도 할 것입니다. 여러분의 성향에 따라 어떤 식으로든 반드시 반응할 것입니다. 그리고 그 반응은 당연히 여러분의 생존과 연관이 있습니다. 어떤 선택을 하든 자신의 생존에 유리한 선택을 할 것이며, 이는 틀림없는 사실입니다.

반대로 누군가가 여러분에게 아무 이유 없이 큰돈을 준다고 하면, 그때도 좋아서 어떤 반응을 할 수도 있고, 또는 겁이 나서 어떤 반응을 할 수도 있을 것입니다. 이 또한 당연히 생존과 연관이 있습니다.

위의 이야기는 외부 환경에 따른 항상성에 대한 예시입니다. 보통 외부적 환경은 여름이나 겨울과 같은 날씨를 많이 떠올리지만, 인간관계나 사회적 이벤트 등도 우리의 항상성에 영향을 미치는 외부 환경입니다. 크게 보면 우리가 살아가는 이 생태계 전체가 내외부적으로 항상성이 작용하는 환경입니다. 항상성의 환경은 문화이기도 하고, 나라이기도 하며, 경제적이기도 합니다. 우리의 삶 전체가 항상성에 영향을 끼칩니다.

항상성이란 우리가 살아남기 위해 반응하는 것을 말합니다. 우리가 살아가는 내외부적 환경은 단기간에 크게 바뀌지 않습니다. 그러니 일정 조건으로 유지되는 환경에서 우리는 일정한 반응을 보일 것입니다. 환경의 변화가 급진적으로 나타나지 않는다면, 가급적 지금의 상태를 유지하려는 보수적 경향이 있습니다. 이는 나의 생명이 달린 문제이기 때문입니다. 누구나 보수적일 수밖에 없습니다.

이런 보수적 경향에서 변화가 생기는 것은 정말로 생존을 위협받는 환경이 되었을 때입니다. 우리 몸에서는 우리도 모르는 사이 생명의 위협을 받았고, 그 위협에서 벗어나기 위해, 살기 위해 변화를 보입니다. 이를 어떤 이는 성장이라고 말하고, 어떤 이는 노화라고 말하며, 또 어떤 이는 병이라고 말합니다. 하지만 사실 원리는 다 같습니다. 변화의 결과가 어느 단계에 있는지에 따라 단계를 구분 짓는 이름만 다를 뿐입니다.

이런 식으로 생각해보면, 우리 몸에서 나타나는 어떤 변화에 대한 대처는 분명 기존의 항상성을 벗어나게 만들지만, 그것은 생존을 위해서라고 해석할 수 있습니다. 즉, 병이란 우리의 항상성이 깨진 상태이지만, 그것은 생존을 위한 어쩔 수 없는 반응이라는 것입니다. 이런 측면에서 보면 병은 나쁜 것이 아니라 정말 좋은 생존 방어 본능인 셈입니다.

자극에 대처했을 때 무엇이 변화할까요? 항상성에 변화를 줄 정도의 아주 큰 위협적인 자극을 맞이했다면, 그 자극에 대한 반응은 크게 변화를 준 원인을 제거하는 방식이 있거나, 변화에 순응하는 방식이 있을 것입니다. 우리는 실제로 이 2가지 반응을 상황에 맞게 적절히 사용하고 있습니다.

원인 제거   vs   변화 순응

어떤 변화가 나의 항상성에 영향을 끼쳤을 때, 나는 항상성을 유지하기 위해 영향을 끼친 원인을 제거하려 노력할 것입니다. 하지만 그러한 노력에도 불구하고 원인이 제거되지 않는다면, 그 변화에 적응해 생존하기 위해 관련된 무언가를 변화시킬 것입니다. 이 모든 것은 생존하기 위해서입니다.

결국 우리 몸에서 일어나는 모든 반응은 생존이라는 제1명제를 성실히 수행하기 위해 뇌에서 자율신경계를 통해 판단하고 수행하도록 되어 있습니다. 물론 생존의 범주가 개인마다 다르겠지만, 가장 기본적으로 육체의 생존은 누구에게나 적용되는 범주일 것입니다.

이러한 항상성의 변화와 유지에 밀접하게 관여하는 중요한 장기가 바로 신장입니다. 신장은 체내 수분과 이온 균형을 맞추고, 과다한 수분과 이온은 오줌의 형태로 배설시킵니다. 또한 염과 요소도 신장을 통해 배출되므로, 신장은 포유류의 항상성 조절에 중요한 기관입니다. 만약 신장 기능이 약해진다면 이는 우리가 변화하는 환경에서 항상성을 유지하기 어렵다는 말이 되므로, 신장이 약해지면 여러 가지 병이 생기게 됩니다.

신장의 일일 혈액 여과량, 150L

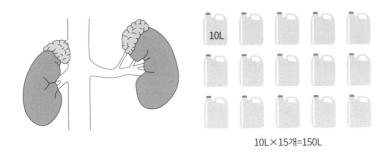

10L×15개=150L

신장은 하루 약 150L의 혈액을 여과해 이 중 약 1.5L의 농축된 노폐물(요소, 요산, 크레아티닌)을 소변으로 배출시킵니다. 이를 위해 신장은 약 100만 개의 네프론(nephron)으로 이루어져 있는데, 네프론은 신장의 기능적 단위로 사구체와 세뇨관으로 구성되어 있습니다. 사구체는 작은 모세혈관들이 엉켜 있는 구조로, 혈액에 존재하는 노폐물을 걸러내는 작용을 합니다. 세뇨관은 길이가 약 4~7cm인 가는 관으로, 여과된 물질 중 체내에 필요한 것은 재흡수하고 불필요한 노폐물은 농축시켜 소변으로 만듭니다. 신장에서 대사 노폐물은 버리고 필요한 것은 재흡수함으로써 체내 항상성을 유지하는 것이 핵심 역할입니다.

또한 신장은 항상성 유지와 관련해 적혈구 생성을 자극하는 조혈 호르몬을 합성하고 분비하기도 합니다. 비타민 D를 활성화시켜 뼈의 분해와 형성을 조절하며, 레닌이라는 물질을 생성해 혈압을 조절합니다. 체액 상태에 따라 호르몬 작용과 연계해 소변의 양을 조절하기도 합니다. 인슐린 분비, 단백질 대사, 암모니아 생산에도 관여합니다. 신장의 기능을 잘 살펴보면 우리 생명을 유지하는 항상성 기능이 신장과 모두 연결되어 있다고 해도 과언이 아닐 것입니다. 그렇기에 신장 기능이 잘 유지되어야 우리가 더 건강하게 생존할 수 있습니다.

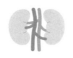

요산과 암

우리가 겪을 수 있는 많은 질병 중 가장 두려워하는 것 중 하나가 바로 암입니다. 암 발생 원인 중 하나로 스트레스가 큰 부분을 차지하는 것은 사실입니다.

2024년 1월 13일자 법률신문에 실린 기사[*]에 따르면 그것을 더 명확하게 알 수 있습니다.

◆

"만성 스트레스로 인한 면역 약화가 암의 간접적인 요인이라는 사실은 과학적 컨센서스이다. 면역이 약화되는 이유는 스트레스 반응으로 분비되

---

* 고승덕 변호사(한국청소년쉼터협의회 이사장), [고승덕의 백세건강 모범답안] (58) 스트레스가 암의 직접 원인이 된다는 최신 연구성과, 법률신문, 2024년 1월 13일자 인용.

는 호르몬 때문이다. 인간은 위협에 직면하면 생존을 위해 빨리 도피할 수 있도록 진화했다. 스트레스를 받으면 뇌와 골격근에 산소와 영양을 더 공급하기 위해 심박, 혈압, 혈당이 상승한다. 이런 생리적 반응과 연관된 대표적인 스트레스 호르몬이 바로 코티솔이다. 스트레스가 반복되거나 지속되면 스트레스 호르몬이 과다 분비되고 체내 호르몬 수준이 높아진다.

최근 몇 년 사이에 만성 스트레스가 암 발생의 직접적 원인이 될 수 있다는 연구 결과가 쏟아져 나오고 있다.

(중략)

만성 스트레스는 암의 발생, 성장, 전이, 재발 등 모든 단계에 직접 기여한다."

◆

스트레스가 암의 발병과 연결되는 고리에는 스트레스 상황에 분비되는 스트레스 호르몬이 가장 큰 영향을 끼칩니다. 이 스트레스 호르몬은 왜 암과 직결되는 것일까요? 그 중간에는 활성산소와 면역 저하, 염증에 관한 이야기가 있습니다. 그리고 이것들은 모두 요산과 연결됩니다.

대표적 스트레스 호르몬인 코티솔이 부신에서 분비되면 신경계를 흥분시켜 혈압을 올리고 호흡을 가쁘게 만듭니다. 이로 인해 몸의 에너지 소비량은 급증하고 산소 농도는 감소합니다. 또한 코티솔은 혈액 내 포도당 농도를 높이면서 정상적인 포도당 흐름을 방해합니다. 산소와 포도당 공급이 감소하면 에너지 소비 시 생성되는 젖산이 과도하게 쌓이면서 피로를 유발하고 요산 생성을 증가시킵니다. 젖산은 요산 생성을 자극하는 대표적인 물질입니다.

요산은 저농도에서는 항산화 효과를 가지지만, 고농도가 되면 독소 작용을 합니다. 스트레스 호르몬에 의해 활성산소가 많아지면 요산 양도 증가하게 되고, 일시적으로 농도가 높아진 요산은 결정 형태로 변환되어 독소 역할을 할 가능성이 큽니다. 게다가 요산이 많아지면 염증 수치도 높아집니다. 결국 스트레스와 암 발병에 있어 요산이 중간다리 역할을 한다고 볼 수 있습니다.

2022년 강원대학교 류마티스내과 연구진의 오윤정 교수는 "통풍 환자의 암 위험 증가는 고요산혈증을 통한 활성산소 및 질소 합성이 염증 스트레스를 촉진해 종양 생성을 가속화하는 것으로 보인다"라고 설명했습니다. 또한 고요산혈증이 유지되면 고지혈증, 고혈압, 동맥경화 등을 동반할 수 있습니다.

하이닥 내과 상담의사 이지선 원장은 "체내 요산 결정이 관절에 쌓이면 통풍 발작, 혈관 벽에 쌓이면 동맥경화 및 뇌심혈관 질환, 신장에 쌓이면 통풍성 신질환으로 만성신부전, 신경 주변에 쌓이면 손목터널증후군이 나타난다"라고 설명했습니다. 또한 "통풍 환자 중 25~50%에서 고혈압이 동반되며, 2007년 대한내과학회지 논문[*]에 따르면 요산값이 표준편차만큼 증가할 때마다 고혈압 위험도가 1.114배 증가했다"라고 해 "요산이 고혈압 발병의 위험인자"라고 밝혔습니다.

KJFP[**]에 발표된 '당뇨병 환자에서 혈중 요산과 혈당 조절 간의 관련성'에 대한 2016~2018년 국민건강영양조사 자료 분석 결과에서는 요산의 당뇨병 병인 기전에 대해 4가지로 설명하고 있습니다.

"첫째, 요산 수치의 상승은 interleukin, tumor necrosis factor, C-reactive protein을 생성해 염증 반응을 일으킨다. 둘째, 요산은 reactive oxygen species(ROS)를 생성하고 이는 산화적 환경을 조성해 지질 과산화, DNA 손상 및 세포 손상을 일으킨다. 셋째, 요산은 혈관 내피세포의 증식과 nitric oxide(NO)의 분비를 감소시켜 NO의 합성과 생체이용률을 감소시키고 혈관 내피세포의 작용을 저해하며 인슐린 저항성을 초래한다. 넷째, 요산은 인슐린 대사를 직접적으로 저해하는 인자로 작용한다. 요산 생성에서 xanthine oxidoreductase 효소가 퓨린 대사의 마지막 단계에 작용해 ROS 생성 및 혈관 염증을 유발하는 환경을 조성해 여러 inflammatory cytokine을 생성하며, 혈관 내피세포에 영향을 준다고 알려져 있다."

---

* 진호준 외, 한국인에서 고요산혈증 및 대사증후군이 고혈압의 발생에 미치는 영향, 대한내과학회지, 2007년.
** 박신욱 외, 당뇨병 환자에서 혈중 요산과 혈당 조절 간의 관련성 : 2016~2018년 국민건강영양조사 자료 분석 결과, KJFP(Korean Journal of Family Practice), 2022, vol.12, no.1, 35-40.

그리고 최종적으로 이런 결론을 내렸습니다.

"19세 이상의 한국인 당뇨병 환자에서 혈중 요산 농도의 증가는 혈당 조절 불량의 위험과 관련되며, 특히 남성에서 혈중 요산 농도의 증가 및 고요산혈증은 혈당 조절 불량과 뚜렷한 관련을 보였다."

요산은 암뿐만 아니라 고혈압, 당뇨 등 우리가 생각할 수 있는 여러 질병에 직접적으로 혹은 간접적으로 연관되어 있습니다. 이것은 요산 자체의 잘못이 아닙니다. 요산은 우리 몸에 스트레스라는 무형의 환경이 작용했을 때, 생존을 위한 방어 과정에서 생긴 부산물일 뿐입니다. 그 부산물의 처리가 제대로 이루어지지 않아서 전체적인 항상성의 변화를 일으켰고, 그 변화가 크고 작은 병이라는 진단으로 드러나게 되는 것입니다.

그러므로 우리가 건강을 유지하고 지켜내기 위한 가장 좋은 방법은 스트레스에서 벗어나는 것이며, 차선책은 스트레스를 받은 흔적을 남기지 않는 것입니다. 스트레스로 인해 생긴 요산의 처리를 제대로 하는 것이 건강한 삶을 위한 핵심입니다.

Tip. 건강을 유지하고 지켜내기 위한 가장 좋은 방법

1. 자연 환경을 스트레스 상황으로 인식하지 않는 것
2. 스트레스 상황에서 스트레스를 최소화하는 것
3. 스트레스로 인해 생긴 요산의 처리를 제대로 하는 것

대사 찌꺼기의 처리

우리 몸에 대해 아주 단순하게 말하자면, 무언가가 몸에 들어오고, 그것이 몸에서 사용되며, 다시 몸 밖으로 나가는 과정이 있습니다. 몸에 들어오는 것으로는 호흡을 통해 들어오는 기체들, 일상에서 섭취하는 음식들, 그리고 시각, 청각, 촉각 등 감각기관을 통해 받아들이는 다양한 정보들이 있습니다.

이러한 몸에 유입되는 요소들은 생존에 유리하도록 처리됩니다. 음식은 소화효소에 의해 분해되어 점막을 통해 흡수되며, 몸에서 필요한 에너지로 전환됩니다. 호흡을 통해 들어온 기체 중 필요한 부분은 에너지화 과정에서 사용되고, 불필요한 부분은 몸 밖으로 배출됩니다. 또한 감각기관을 통해 들어온 정보는 현실 상황에서 생존을 위한 행동을 결정하는 데 활용됩니다.

우리 몸의 대사 순환

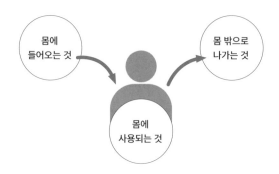

결국 우리는 생존이라는 육체적 활동을 하기 위해 무언가를 받아들여 가공해 사용하고, 그 찌꺼기를 처리합니다. 이것은 생존을 위한 가장 단순한 기전입니다. 이 단순한 기전의 균형이 무너지기 시작하면, 육체적 건강과는 거리가 멀어지는 것은 너무나 당연한 사실입니다. 음식의 섭취가 부족하다든지, 감각기관의 이상이 생겨 육체적 행동을 위한 정보를 충분히 받아들이지 못하거나 수행을 못한다든지, 또는 대사 찌꺼기를 배출하지 못하는 경우에 그렇게 될 것입니다.

현대 사회에서는 영양 과잉이라는 문제가 두드러지고 있습니다. 현재는 기아로 인한 영양 부족 문제보다는 과잉된 영양 공급으로 인한 불균형이 주로 나타나고 있습니다. 물론 몇몇 지역에서는 아직 영양 부족 문제가 해결되지 못한 경우도 있지만, 전반적으로는 영양 과잉의 시대로 평가할 수 있을 정도입니다.

이에 따라 음식 선택에서도 부족보다는 과잉에 대한 고민이 필요해졌습니다. 개인의 상황에 따라 건강에 도움이 되는 식단은 다를 수 있지만, 영양 과잉에 대한 고민은 누구나 해야 하는 시대가 되었습니다.

또한 호흡을 통해 들어오는 공기의 질에 대한 문제도 심각하게 고려해야 할 것입니다. 산소는 모든 인간에게 있어 생존에 가장 중요한 조건입니다. 산소의 농도나 질적인 문제는 우리가 사는 시대의 환경에 의해 영향을 많이 받습니다. 그러므로 지금을 살아가고 있는 우리는 생존을 위해 섭취해야만 하는 음식과 공기의 질적인 문제에 대해 평소 가지고 있는 시야보다 더 넓은 관점에서 고민하고 해결할 방법을 연구해야 합니다.

이런 관점에서 볼 때, 현재는 영양 과잉과 호흡 문제 외에도 스마트폰을 통한 정보 과부하가 큰 문제로 대두되고 있습니다. 정보는 생존을 위한 행동의 기반이 되지만, 지나친 정보는 행동 결정을 방해하고 과도한 사고를 유발할 수 있습니다. 즉, 관리해야 할 일이 지나치게 많아지는 것이 문제이며, 이는 스트레스 상황을 초래합니다.

신경(神經)이라는 용어는 '신이 다스린다'라는 뜻을 담고 있습니다. 이때의 '신(神)'은 인간은 알 수 없는 정보를 나타냅니다. 다시 말해, 신경을 많이 쓴다는 표현은 우리가 인지하지 못하지만, 생존을 위해 처리해야 할 정보가 많다는 의미입니다. 이 정보는 뇌에 입력되어 반응하게 되므로, 뇌에서 처리해야 할 일이 증가한다는 의미입니다. 이러한 상황은 뇌가 과부하된 스트레스 상황입니다. 스트레스는 감정적 의미 외에도 과도한 정보 처리로 인한 신경 과부하를 뜻하기도 합니다. 이는 결국 생존을 위한 방법을 모색하려는 반응입니다.

그러나 스트레스 상황에서의 뇌 과부하 자체가 나쁜 것은 아닙니다. 우리는 항상 생존에 유리한 정보를 찾고 그에 따라 행동합니다. 문제는 정보가 너무 많아 행동할 수 없는 상황에서 정보 미처리로 인한 신경회로 과부하가 스트레스로 나타나는 것입니다. 하지만 우리는 뇌를 완전히 활용하지 못하고 있으므로, 적절한 스트레스는 뇌 활용을 촉진할 수 있어 항상 나쁘다고 볼 수는 없습니다.

우리 몸이 직면한 진정한 문제는 음식, 호흡, 정보 처리 과정에서 발생하는 대사 노폐물의 처리입니다. 인류가 지구 개발로 인해 환경 문제에 직면한 것처럼, 우리 몸도 생존을 위한 대사 활동이 활발해지면서 대사 노폐물 처리가 문제가 되고 있습니다.

대사 노폐물은 생물체에서 사용할 수 없는 물질로, 반드시 체외로 배출되어야 합니다. 대사 노폐물로는 대표적으로 요산과 같은 질소 화합물(암모니아, 요소, 요산 및 크레아티닌), 물, 이산화 탄소(CO_2), 인산염, 황산염 등이 있습니다. 폐를 통해 수증기와 함께 배출되는 이산화탄소(CO_2)를 제외하고, 나머지 대사 노폐물의 15%는 땀과 대변으로, 85%는 신장을 통해 소변으로 배출됩니다. 이러한 노폐물 제거로 화학적 항상성을 유지할 수 있습니다.

만약 대사 노폐물의 원활한 배출이 이루어지지 않는다면, 몸은 독소로 가득 차게 될 것입니다. 특히 대사가 지나치게 활발해 독소 생성량이 배출량보다 많아진다면, 몸은 생존을 위해 어떤 선택을 해야 할까요?

혈액은 우리 몸에 영양분과 산소를 공급하는 중요한 역할을 하므로, 혈액의 오염 방지가 매우 중요합니다. 만약 독소가 혈액을 통해 신장으로 이동했는데 완전히 배출되지 않는다면, 그 독소는 계속 혈액 내에 존재하게 되어 생명 유지에 치명적으로 위험합니다. 따라서 독소 배출이 완전하지 않다면, 잔여 독소는 몸의 어딘가에 저장될 것이며, 이렇게 해야만 혈액이 깨끗한 상태를 유지할 수 있습니다.

그러나 이러한 상황이 지속되어 잔여 독소를 저장할 공간이 부족해지고, 결국 혈액의 상태가 기존 항상성에서 벗어난다면 우리 뇌는 생존을 위해 어떤 대응을 할까요? 혈액 상태 개선이 불가능하다면, 뇌는 혈액을 나쁘게 만드는 원인을 제거하거나 줄이는 방향으로 움직일 것입니다. 즉, 대사를 줄이는 방향으로 나아가게 되는데, 이는 결과적으로 죽음으로 향하는 것입니다. 그러나 우리의 뇌는 독소의 양을 줄이기 위해 대사 속도를 늦추는 것이 독소가 계속 쌓이는 것보다 생존에 더 유리하다고 판단한 것입니다. 최악을 면하기 위한 차악이라고 볼 수가 있습니다.

이런 이유로 대사 속도를 늦추기 위해 실제로 행해지는 대응책은 각 개인의 유전 인자에 따라 선후 관계가 바뀔 수 있습니다만 공통적으로 고혈압, 고지혈증, 고혈당과 같은 대사증후군이 생기게 됩니다. 그리고 특정 부분에 독소가 많이 저장되어 주변 세포가 제대로 일을 수행하지 못하는 경우에는 세포의 이상 변화가 발생하게 되고, 이를 우리는 암이라고 부릅니다.

물론 이러한 기전으로 모든 암이나 만성질환을 설명하는 것은 현대 의학과 부합하지 않는 이야기이기는 합니다. 왜냐하면 현대 의학에서는 한 질병을 어떤 한 가지 이유만으로 설명하지 않습니다. 대신 이유가 명확하지 않다는 표현을 합니다. 그러나 질병으로 고통받는 사람들의 입장에서 자신의 건강 상태를 체크할 때 큰 틀에서 보면, 결국 우리 몸의 질병은 배출되지 못한 독소에 의해 발생한다는 것을 이해할 수 있습니다. 이는 결국 신장 기능의 문제와 직결된다는 것을 알 수 있습니다.

신장과 기분,
뇌파

만약 우리가 어떤 행위로 신장 기능이 좋아졌다면, 배출되는 독소 양이 늘어난 것을 확인할 수 있을 것입니다. 이는 혈중 농도보다는 소변 검사를 통해 소변 중 독소 농도를 관찰하면 쉽게 알 수 있습니다. 신장 기능 활성화가 이루어지지 않으면 독소 소변 배출이 원활하기 어려우므로, 소변 중 독소 배출량 증가는 간접적으로 신장 기능 활성화를 의미할 수 있습니다.

혈중 농도에서는 배출되는 요산과 유입되는 요산으로 인해 변화를 예측하기 어렵기 때문에, 혈액 검사를 통한 요산 수치로는 신장 기능 개선 여부를 판단하기 어렵습니다. 이 부분은 의학 기술 발전으로 새로운 지표가 만들어지거나 유전 공학적 연구가 진행되면 밝혀질 수 있겠지만, 아직 정립되지 않았습니다. 따라서 현재 검사에서 신장 기능의 개선과 관련해서 유추해볼 수 있는 확실한 지표는 소변 중 요독 배출 양의 증가라고 할 수 있습니다. 현재 식약처에서도 신장 기능 개선과 관련한 요독 배출 증가에 대한 신규 기능성 개별 인정형 원료의 필요성을 인지하고 있습니다.

신장 기능의 긍정적 변화를 수치적으로 검증하기 어려울지라도(병원 검사에서는 사구체여과율(GFR) 등 다양한 지표가 있지만, 여기서는 상황에 따른 혈액 검사 결과가 불안정하다고 합니다), 긍정적 변화를 가장 잘 알 수 있는 이는 바로 환자 본인입니다. 왜냐하면 신장 기능이 활성화되면 분명 기분이 좋아지는 것을 느낄 수 있기 때문입니다. 기분이란 에너지 분포를 의미하는데, 예부터 동양에서는 이를 기(氣)로 표현했습니다.

신장 기능의 활성화는 독소 배출의 증가를 의미하며, 이는 곧 대사의 활성화와 직결됩니다. ATP의 생산량이 많아질 것입니다. 그러니 기분이 좋아지는 것입니다. 우리가 수치적으로 ATP의 양을 측정할 수는 없지만, 에너지를 많이 소모해서 ATP의 양이 떨어졌을 때의 피곤한 느낌과 푹 자고 일어나서 ATP가 충전되었을 때의 느낌이 다름은 공부하지 않아도 알 수 있습니다. 기분이 좋다는 것은 느낌에 관한 이야기라고 할 수 있습니다. 그래서 신장 기능이 좋아지면 기분이 좋아집니다. 약을 먹으면 기분이 나빠지는 이유도 이와 마찬가지라고 할 수 있습니다.

물론 일시적인 반응일 수도 있으나 이 기분 좋은 현상이 지속해서 유지된다면, 일상에서 생성되는 독소의 양을 처리하고 그동안 축적되었던 독소를 조금씩이나마 처리할 수 있게 될 것입니다. 또한 이러한 현상이 긴 시간을 가지고 진행된다면 틀림없이 신장이 회복될 것입니다.

그렇다면 기분의 변화를 어떻게 측정할 수 있을까요? 그것은 간단합니다. 뇌파 측정을 통해 쉽게 알 수 있습니다. 뇌파는 주파수 대역에 따라 델타파(δ, 0.5~4Hz), 세타파(θ, 4~8Hz), 알파파(α, 8~13Hz), 베타파(β, 13~30Hz), 감마파(γ, 30~50Hz)로 분류됩니다. 또한 알파파를 기준으로 해서 8Hz 미만을 서파(Slow Wave), 13Hz 이상을 소파(Fast Wave)라고 구분합니다.

전 세계 최고의 뇌 교육 전문기관인 국제뇌 교육종합대학원대학교의 신재한 교수*는 뇌파에 대해 이렇게 설명합니다.

"뇌파에 의해 연구되어온 자발 뇌파는 일반적 생리현상에서 감각 등의 뇌 활동으로 나타나며, 유발 뇌파는 뇌 활동 상태를 알아보기 위해 인위적으로 뇌 활동을 유도하여 관찰할 수 있다.

먼저 델타파(Delta Wave)는 두뇌기능이 완전히 이완된 깊은 수면상태에서 우세하게 나타나는 0.5~4Hz 대역의 뇌파로 정상 성인의 경우 각성 시에 델타파가 나타나면 뇌종양, 뇌염 등의 병적 요인의 판단 근거가 되기도

* 신재한(국제뇌 교육종합대학원대학교 교수), 뇌파의 종류와 특성을 제대로 알고 학생을 진단하고 이해하자!, K스피릿, 2016년 6월 29일자 인용.

한다. 세타파(Theta Wave)는 4~8Hz 대역의 뇌파를 말하며, 일반적으로 몸과 의식이 몽롱한 상태나 졸림과 깨어 있음의 중간 상태 정도를 의미한다.

(중략)

알파파(Alpha Wave)는 8~13Hz 대역의 뇌파로 신경생리학적으로 두뇌의 안정 상태를 반영하는 기본파이며 잡파의 영향을 적게 받으므로 전통적으로 인간 행동에 대한 두뇌 좌·우반구의 기능상태를 판정하는 데 이용되어 왔다. 베타파는 13~30Hz 대역의 뇌파로 각성상태, 활동상태, 스트레스 상태에서 나타나며 청각, 촉각, 정서적 자극에 의해서도 영향을 받는다.

(중략)

끝으로 감마파(Gamma Wave)는 30~50Hz 대역으로 외적 의식으로 불안, 흥분의 강한 스트레스 상태에서 전두엽과 두정엽에서 비교적 많이 발생하는 뇌파이다.

◆

알파파(8~13Hz)는 가장 기본적이면서도 사실상 명상 상태입니다. 뇌의 안정 상태를 반영하는 기본파이자 잡파가 없는 기준점입니다. 이런 알파파 명상 상태일 때 우리는 편안한 가운데 기분이 좋다고 느끼게 됩니다. 근육이 이완되고 마음이 편안하면서도 의식이 집중된 건강한 휴식 상태인 것입니다. 스트레스가 없는 상태의 뇌파가 바로 알파파 상태입니다.

반대로 죽음에 임박하면 감마파(30~50Hz)가 급증합니다. 위기 순간인 셈입니다. 더 힐(THE HILL)[*]지에 따르면, 연구 결과 뇌사자의 생명유지장치 제거 시 두뇌 활동이 급격히 늘어난 사례가 2건 있었습니다. 연구를 진행한 보리진 박사는 "뇌는 신체 내 산소 농도에 극도로 민감하게 반응해 산소 공급을 유지하려 작동한다"라며 뇌가 수동적이라는 가설과 배치된다고 강조했습니다. 그는 "심장이 멈췄는데 아무것도 할 수 없는 뇌는 미칠 수밖에 없으며, 실제로 그런 일이 벌어지는 것"이라고 덧붙였습니다.

보리진 박사는 2008년 죽음에 임박한 쥐에서 사고와 감각 관련 신경전달물질인 세로토닌 분비량이 급증하는 것을 발견했습니다. 세로토닌은 뇌의 작동에 필수적인 신경전달물질로 부족하면 정신 질환이 발생합니다. 당시 보리진 박사는 쥐가 환각을 경험하는 것으로 추정했으나 이후 죽음과 관련된 사건임을 파악했습니다. 연구사례를 통해 우리는 극심한 스트레스가 오면 뇌파가 흥분한다는 것과 그 스트레스를 해결하기 위해 호르몬을 분비하고 반응을 한다는 것을 이해할 수 있습니다. 이것은 기분이 나쁘고 감정적인 상황입니다.

뇌파 상태는 기분과 연관이 있고, 기분은 신장 기능과 연관이 있습니다. 하지만 아직 이 분야가 학문적으로 온전히 정립되어 있지는 않습니다. 제가 연구 중인 분야 또한 이 부분입니다. 신장 기능 이상에 따른 뇌파 변화

---

* 2022년 2월 22일자 미국 의회 전문지 '더 힐(The Hill)', Human brains show larger-than-life activity at moment of death 참고.

가 있고, 그것이 기분이나 감정적 요인으로 표현될 것이라고 생각합니다. 뇌파는 신경학적 부분과 밀접한 연관이 있으며, 앞서 말씀드렸듯이 신경은 신장 기능과 관련이 있기 때문입니다.

아직 연구 단계이지만, 더 연구가 진행된다면 신장 기능 상태에 따라 뇌파 변화가 생기고, 이 뇌파 변화를 기분의 좋고 나쁨으로 혹은 더 세분화해 구분할 수 있을 것입니다. 뇌파 변화가 가역적 반응이라는 측면에서 보면, 결국 신장 기능을 활성화하는 것을 복용하거나 행위를 하면 뇌파에 변화가 관측되고, 반대로 뇌파를 변화시키면 신장 기능이 활성화될 수 있다는 의미입니다. 뇌파 안정화를 통해 신장 기능 회복도 가능하다는 뜻이 됩니다. 이는 가역적 반응이라는 전제조건이며, 저는 이것이 맞다고 생각합니다. 이 분야 연구가 더 필요하지만, 신부전증 환자에게 뇌파 안정과 스트레스 요인 제거 등이 건강에 도움이 된다는 사실은 이미 알려져 있습니다.

저는 만병의 근원인 신장 기능 저하를 예방하거나 회복시키는 가장 좋은 방법으로 명상을 제시합니다. 명상은 스트레스 상황 자체를 원천적으로 봉쇄할 수 있기 때문입니다. 명상을 통한 이런 의식 상태에 이르는 것은 우리 건강에 중대한 영향을 끼칠 것입니다. 그래서 이 부분은 책의 후반부에서 집중적으로 다루도록 하겠습니다.

뇌파의 종류와 특성

뇌파의 종류	특징	발생 부위
델타파 (0.5~4Hz)	깊은 수면 상태 치료 성장호르몬 분비 각성 시 나타나면 뇌 질환 의심	생명에 직접 관계된 연수, 뇌교, 중뇌 부위에서 주로 발생
세타파 (4~8Hz)	몽롱하거나 졸린 상태 깊은 명상 상태 무의식적 침전, 환상, 창의적 아이디어 발생	감정, 감성에 관여하는 구피질 부위에서 발생
알파파 (8~13Hz)	두뇌 안정 상태 두뇌 좌우반구 기능 판정에 사용 가장 기본적이면서도 사실상 스트레스가 없는 명상 상태	후두엽에서 지배적으로 발생
베타파 (13~30Hz)	각성, 활동, 스트레스 상태 일반적인 외부 자극에 반응	측두엽과 전두엽에서 지배적으로 발생
감마파 (30~50Hz)	강한 스트레스, 불안, 흥분 상태 위기의 순간이나 고도의 작업 수행 시 발생	주로 전두엽과 두정엽에서 발생

생명의 위험 신호,
통증

　질병이란 유기체의 신체적 또는 정신적 기능이 비정상적으로 변한 상태를 의미합니다. 인간에게 있어 질병은 극심한 고통, 스트레스, 사회적 문제, 신체 기능 장애, 심지어 죽음까지 초래할 수 있습니다. 질병은 개인에게만 국한되지 않고 사회적 맥락에서도 중요한 영향을 미칠 수 있습니다. 더 넓게는 사고, 장애, 증후군, 감염, 행동장애 등 다양한 형태의 상태를 포함합니다. 세상에는 약 3만 가지 이상의 다양한 질병이 존재한다고 합니다.

　우리는 질병의 사전적 정의 없이도 그 말을 듣고 어떤 의미인지 이해할 수 있습니다. 그리고 그에 따르는 감정은 긍정적이기보다 부정적일 것입니다. 왜냐하면 우리가 경험한 질병 상태에서는 아프고 불편한 느낌, 통증이 인식되어 있기 때문입니다. 실제로 병에 걸렸을 때 가장 불편한 것은 통증일 것입니다. 제가 약국을 운영하며 본 바로는 대부분 환자가 통증으로 가장 불편해했습니다. 만약 질병에 걸렸지만 통증이 없다면 어떨까요? 통증이 있는 병처럼 무서워하거나 불편해하지는 않을 것입니다. 통증이 없다면 그저 그런가 보다 하고 말 것입니다.

예를 들어 혈압(여기서 이야기하는 혈압은 수축기 혈압을 의미합니다)이 높은 환자가 있습니다. 정상 혈압은 120mmHg인데, 160mmHg 이상이면 고혈압으로 판정됩니다. 고혈압약을 복용하지 않고 혈압을 조절하기 위해서는 120~140mmHg 사이에서는 적당한 식사조절과 운동이 필요하지만, 140~160mmHg 사이에서는 조금 더 신경을 써야 합니다. 그리고 160mmHg 이상일 때는 약물로 조절하는 것이 바람직하다고 이야기합니다.

이렇게 단계를 나누는 이유는 통증 때문입니다. 160mmHg 이상에서는 대개 뒷목 통증을 동반합니다. 혈압이 올라가면서 목이 뻣뻣해지거나 머리가 아프기 때문에 불편한 것입니다. 병원에서는 혈압이 너무 높아지면 혈관이 터질 수 있다고 하기에, 본인의 불편함과 위험에 대비해 약을 먹게 됩니다.

하지만 140mmHg 정도에서는 머리나 목 통증이 거의 없습니다. 감정적 패닉상태나 극심한 피로로 혈압이 더 높아지면 증상을 느낄 수 있겠지만, 일반적으로 140mmHg 정도라면 그저 조금 높은 수치일 뿐 불편하지 않습니다. 그래서 이런 수치를 가진 사람들에게 혈압 관리에 대해 이야기하면 잘 듣지를 않습니다. 왜냐하면, 지금 당장 불편함이 없기 때문입니다.

혈압 기준표

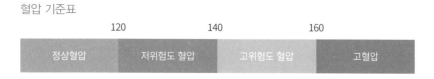

120	140	160	
정상혈압	저위험도 혈압	고위험도 혈압	고혈압

사람들은 자신이 무언가를 자각하지 않는 이상 반응하지 않는 특징이 있습니다. 질병에 대해 통증과 관련된 이야기를 했는데, 여기서 말하고자 하는 핵심은 스스로의 인식에 따라 반응이 달라진다는 것입니다. 통증을 통해 무언가 잘못되었다고 인식하면 변화를 주거나 문제를 해결하려 노력하지만, 통증이 없는 문제라면 인식하지 못해 바꾸려 하지 않습니다.

하지만 질병에 대해서 깊게 관찰해서 통증이라는 신호에 대해 알게 된다면, 통증이 왔을 때 우리가 상황을 인지하고 그때 반응한다는 것이 얼마나 시기적으로 늦었는가에 대해서 알 수 있을 것입니다.

통증은 우리 몸이 보내는 생명의 위험 신호입니다. 우리 몸은 자체적으로 생존하기 위해 움직입니다. 우리가 명령하지 않아도 기본적으로 몸은 살기 위해 작동합니다. 이것이 뇌에서 몸으로 보내는 신호체계의 기본값이며, 통증은 이 신호체계에 문제가 있음을 알려주는 신호입니다. 따라서 우리는 통증을 무서워할 것이 아니라 적극적으로 수용해 통증 원인을 이해하고 그것을 해결하기 위해 노력해야 합니다.

질병은 통증을 통해 우리에게 무언가를 개선해야 함을 알려줍니다. 하지만 우리는 그 원인을 잘 모르기에 나타나는 현상만을 없애려 합니다. 이는 개인과 사회 모두에서 일어나고 있습니다. 몇몇 선구자들은 현상만 없애서는 근본적 개선이 되지 않는다는 것을 알아차리고 근본 원인을 찾아 해결하려 하지만, 쉬운 일이 아닙니다. 특히 복잡한 구조를 가진 사회에서 근본 원인을 찾기란 너무나 어렵습니다.

모두가 각자의 생존을 우선시하기에 이해관계가 다릅니다. 하지만 한 개인의 몸에서 일어나는 원인은 해결하기가 좀 더 쉽습니다. 왜냐하면 몸의 모든 구성 요소는 하나의 생존을 바라기에, 몸 안의 모든 요소는 각자의 생존이 아닌 전체의 생존을 위해 협력하기 때문입니다. 이러한 생존의 지점을 찾아 해결하는 것이 건강의 지름길이며, 저는 약사라는 직업적 관점에서 그 근본 해결책을 신장에서 발견했습니다.

유전자 발현

2020년부터 시작된 코로나(COVID-19) 바이러스는 많은 이들의 건강과 생존을 위협했습니다. 이러한 코로나 바이러스 피해로 인해 많은 사람이 면역에 관한 관심이 증가했고, 면역력을 이야기하면서 유전자에 대한 언급도 많아졌습니다. 바이러스는 기본적으로 유전자와 아주 밀접한 관계가 있습니다. 바이러스가 우리 몸을 공격하는 원리는 세포 분열 과정에서 유전자 개입을 하기 때문입니다. 우리가 바이러스 공격을 막아내고 유전자를 잘 지켜내는 것을 면역이라고 볼 수 있습니다.

《당신의 유전자는 안녕하십니까?》를 보면, 유전자는 이미 태어날 때 고정되어 바이러스에 의한 이상 상태가 아니면 변하지 않는다고 알고 있습니다. 하지만 고정된 유전자를 가지고 있다고 해서 우리가 일상을 살아가며 그 모든 유전자가 다 사용되는 것은 아닙니다. 어떤 특정한 조건이 충족될 때 그 상황에 맞는 유전자가 발현된다는 말입니다.

　우리는 어렸을 때부터 지금까지 '나'라는 존재는 변하지 않았습니다. 하지만 내 몸을 구성하는 수많은 세포는 이 순간에도 죽음과 새로운 탄생을 거듭하고 있습니다. 그런데 기존 세포와 새로 만들어지는 세포는 같은 수준일까요? 그렇지 않습니다. 10년 전 우리의 피부 세포와 지금의 피부 세포 사이에는 엄청난 차이가 있습니다. 이것이 바로 노화의 결과입니다.

　노화라는 현상에 따라 단백질의 표현형이 달라진 것입니다. 우리의 DNA가 변한 것은 아니지만, DNA에서 발현되어야 할 유전자의 위치가 달라졌습니다. 그래서 다른 단백질이 만들어진 것입니다. 노화란 변함없는 DNA에서 발현할 유전자 위치를 선택할 수 있는 조건입니다. 노화가 많이 진행될수록 더 수준 낮은 단백질이 만들어집니다. 우리 몸을 구성하는 단백질 수준이 낮아지면 피부는 주름지고 탄력이 떨어져 아래로 처지게 됩니다. 바로 늙은 티가 나는 것입니다. 매우 슬픈 일이지만 우리 일상에서 일어나는 당연한 일입니다.

　그렇지만 저는 이 당연한 일에서 벗어나고 싶습니다. 나이가 들어도 노화되지 않기를 바랍니다. 나이와 노화는 연결된 듯하지만 사실 다른 이야기입니다. 시간의 흐름에 따라 어쩔 수 없이 나이는 듭니다만, 동갑내기라고 해서 모두가 똑같이 늙는 것은 아닙니다. 젊어 보이는 이도 있고, 나이

들어 보이는 이도 있습니다. 대개 나이 들어 보이는 사람은 아픈 경우가 많습니다. 시간의 흐름은 노화와 함께 하지만, 노화 속도는 반드시 시간 흐름과 같지 않다는 것입니다. 이는 어떤 측면에서 상대성 이론과도 비슷한 이야기라고 할 수 있겠습니다.

똑같은 시간 동안 천천히 걸은 사람과 전력 질주한 사람이 있다면, 누가 더 피곤할까요? 당연히 에너지를 더 많이 사용한 사람이 더 피곤함을 느낄 것입니다. 그리고 에너지 사용량이 많은 사람이 대사 노폐물도 더 많을 것이며, 신장에 더 많은 부담을 줍니다. 에너지를 많이 사용한 사람이 사실상 더 많은 스트레스를 받은 셈입니다. 스트레스 상황을 극복하기 위해 호르몬이 분비되면서 우리는 감정 변화를 맞이합니다. 그래서 가끔 그 호르몬이 주는 감정의 쾌락에 중독되어 스트레스를 원하게 되기도 합니다. 마치 죽음으로 향하는 부나방과도 같습니다.

그런 상황에서도 유전자는 살아남기 위해 환경에 적응하는 선택을 합니다. 탄력이 떨어지는 단백질을 만들어내는 것도 주어진 상황에서는 최선의 선택이기 때문입니다. 우리 몸은 틀림없이 생존을 위해 적응하고 있습니다. 이런 의미에서 유전자의 선택적 발현은 우리 몸을 죽음으로부터 보호하기 위한 방어 메커니즘으로 볼 수 있습니다. 우리는 다양한 환경에서 계속 생존을 원하며, 그 생존을 이끌어가기 위해 몸 안에 내재된 유전 정보를 활용합니다. 스트레스를 받거나 음식에 의한 영양 상태가 변하거나 외부 환경에 노출될 때, 우리는 원래 가지고 있던 유전 정보를 활용해 더 나은 생존 대처를 합니다.

지구 온난화로 인한 기상 변화는 인류의 생존을 위협하고 있습니다. 많은 과학자와 환경운동가들이 이에 대응하기 위한 다양한 방법을 제시하고 있습니다. 몇몇 사람들은 인류의 인구수가 감소해야 한다고 주장하고 있습니다. 결국 환경 변화의 핵심은 인간이며, 인간에 의해 변화된 환경이 인간의 생존을 위협하는 상황이 현재 진행 중인 것입니다.

우리 몸도 마찬가지입니다. 우리는 잘 살기 위한 유전 정보를 가지고 태어났지만, 이를 활용하지 못하고 먹고 즐기며 삶을 즐기는 데에 익숙해졌습니다. 그 결과 몸 안의 환경 변화가 일어납니다. 이러한 변화에 대처하기 위해 생존 방어 프로그램이 작동해 유전 정보가 표출되는데, 우리는 이를 질병이라고 부릅니다. 몸 안의 생태 변화는 나쁜 것이 아니라, 생존을 위한 방어 수단입니다.

이러한 환경 변화를 조절하는 인자는 몸 안의 독소입니다. 신장 기능 저하는 독소 농도 변화를 일으키고, 이에 따른 혈액 상태 변화로 인해 질병을 일으키는 유전 정보가 발현됩니다. 따라서 현대 의학의 약물로 질병을 조절하는 것은 근본적인 치료가 될 수 없습니다. 약물 복용은 몸 안의 자율적 회복 능력을 방해하는 행위이므로 모든 질병을 완치할 수 없습니다.

근본적으로는 신장 기능을 회복해 독소를 몸 밖으로 배출하는 것이 몸 안의 환경을 정화하는 유일한 방법이며, 이를 통해 질병을 없앨 수 있습니다.

우리가 인류의 생존을 위해 지구 환경 개선에 노력하는 것처럼, 개인의 생존을 위해서도 몸 안의 독소를 제거하는 데 노력해야 합니다. 제가 신장 기능의 중요성을 강조하는 이유는 바로 여기에 있습니다. 신장 기능을 회복하는 게 진정한 건강을 찾는 방법입니다.

질병과 유전자 발현

우리 몸은 타고난 유전자의 발현으로 형성됩니다. 뇌는 생존을 위해 필요한 모든 정보를 알고 있습니다. 어린 시절에는 생존을 더 유리하게 하려고 성인이 되는 것을 원합니다. 시대적 환경이 힘들수록 빨리 철이 드는 것은 오직 생존을 위함입니다. 현대에는 영양 공급이 충분해 덩치가 커지고, 제2차 성징이 빨리 진행되어 성체 형태를 빨리 갖추게 됩니다.

이 모든 과정은 생존을 위한 것입니다. 이러한 생존을 위한 과정을 단백질 대사로 설명할 수 있습니다. 인간이 성장하기 위해서는 필수적으로 단백질 대사가 활발하게 이루어져야 합니다. 그 결과 지금의 어린이들은 단백질 대사량이 과거의 어린이보다 높습니다.

하지만 단백질 대사는 가장 많은 대사산물이 생성되는 대사체계입니다. 따라서 현재 어린이들은 예전보다 더 많은 독소, 즉 대사산물을 몸에 가지고 있습니다. 몸속 독소 증가는 신장에 부담을 주거나 지방대사를 자극해 독소를 저장하거나 배출하려 합니다. 결과적으로 신장이 빨리 피곤해지며 비만, 지방간, 내장지방 등이 생길 수 있습니다. 이러한 신체 변화는 대사에 영향을 미쳐 대사 속도 저하로 이어져 몸이 노화되는 현상이 나타납니다.

우리 몸의 근육, 내장, 뼈, 피부, 성호르몬, 성장호르몬, 효소 등 대부분의 구조물이 단백질로 이루어져 있습니다. 따라서 단백질 대사 속도가 떨어지면 단백질 구조물 생성도 감소해 주름, 피부 탄력 저하, 피부 처짐, 호르몬 감소 등 눈에 띄는 노화 현상이 나타납니다. 그러나 우리는 종종 단백질 대사 속도 저하를 인지하지 못한 채 계속 단백질을 섭취해, 결과적으로 체내 과잉 단백질이 공급되어 문제를 일으킬 수 있습니다.

과다한 아미노산은 단백질 섭취를 방해해 위장 장애를 유발하거나 수면장애, 호르몬 이상을 초래할 수 있습니다. 이를 우리는 질병이라고 부르지만, 실상은 우리 유전자에 입력된 방어체계, 즉 면역 반응의 결과입니다.

나이가 들수록 늙어 보이기는 하지만, 사실 나이가 들어도 젊어 보이는 사람이 있는가 하면 나이가 어려도 늙어 보이는 사람도 있습니다. 노화를 결정하는 것은 나이가 아닌 단백질 대사 속도이며, 이러한 대사 속도는 체내 독소 농도에 영향을 받습니다.

몸이 처리하지 못하는 과잉 단백질로 인해 불편 증상이 나타나는 것, 즉 질병 유전자가 발현되는 것은 더 이상 단백질 섭취를 허용하지 않는 우리 몸의 방어 기전입니다. 이는 유전자 정보에 입력된 순서대로 진행되므로, 사람마다 증상 순서가 다를 수 있지만, 결국 모든 것은 체내 독소 농도 증가에서 비롯됩니다.

체내 독소를 해결하지 못한 상태에서 불편한 증상으로 단백질 섭취를 억제하기 위한 방어를 뇌에서 진행한다고 하더라도 스스로 인지하지 못하므로, 계속해서 단백질을 섭취하게 되면 우리 뇌는 보다 적극적인 방어 기전을 발동시킵니다. 이것이 단백뇨입니다.

단백뇨가 생기면 단백질을 많이 섭취해도 몸에서는 단백질 대사를 거의 하지 않고 소변으로 버리게 되어 몸 상태가 급속히 나빠집니다. 단백뇨가 일단 한번 진행되면 우리 몸의 대사 체계는 당 대사 위주로 전환됩니다. 입맛도 단맛을 찾도록 변합니다. 처음에는 단백대사의 빈자리를 당대사가 잘 채워주지만, 넘치게 보급되는 당으로 인해 혈당이 오르게 됩니다.

이때 뇌는 딜레마에 빠집니다. 활동을 위해 대사를 해야 하지만, 대사 산물의 독소 증가로 혈액에 악영향을 끼치게 되어 생존에 유리한 방안을 고민하게 됩니다. 결국 높아진 혈당의 대사산물을 감당 못하는 수준이 되면 당대사 속도를 늦추고, 이때 혈당이 급속히 치솟습니다. 혈액 상태가 이런 혈당 수치를 감당 못해 순환에 큰 영향을 미치거나 혈관이 막힐 정도가 되면, 뇌는 최후 수단으로 아쉽게도 당을 소변으로 버리는 선택을 하게 됩니다.

이 또한 생존을 위함입니다. 이것이 당뇨병인 것이고, 당뇨병은 어쩔 수 없는 몸속 환경의 변화에 생존하기 위한 방어 수단으로 발동된 면역체계의 유전자 발현인 것입니다. 고혈압, 고지혈증, 단백뇨, 당뇨 등 우리가 알고 있는 만성 질환은 우리 각자의 유전자에 입력되어 있는 환경 상태의 변화에 따른 생존 전략으로 발현되는 방어 기전일 뿐, 그 자체가 나쁜 것은 아닙니다. 단지 환경이 좋았을 때와 비교해 컨디션이 좋지 않아진 것뿐입니다.

이는 지난 코로나 시대와 유사한 점이 있습니다. 코로나 바이러스로 인한 생태환경의 변화는 마스크 착용과 같은 불편한 증상을 가져왔습니다. 그러나 마스크를 대체하는 무언가를 사용한다고 해서 불편함이 완선히 사라지지는 않습니다. 근본적인 해결은 코로나 바이러스가 없어지거나, 바이러스가 존재해도 그 영향을 거의 받지 않는 상태가 되는 것입니다.

우리 몸도 이와 마찬가지로 다양한 면역 유전자 발현으로 인한 질병이 근본적인 원인을 제거하거나 그것이 있더라도 무시할 수 있는 상태가 되어야 합니다.

몸이 나빠지는 이유

우리 몸의 모든 시스템은 살기 위해 움직입니다. 결코 죽으려고 의도적으로 움직이지 않습니다. 어떠한 상황에서도 살기 위해 노력하는 것이죠. 우리가 의식을 놓고 잠들었다가 깨더라도 여전히 살아 있는 이유는 우리의 의지와 상관없이 내 몸은 생존하기 위해 이미 움직이고 있기 때문입니다. 아마 죽으려고 했으면 이미 죽었을 것입니다. 하지만 뇌는 살기 위해 움직이고 있으므로 우리의 의지가 강력하게 작용하지 않는 이상 우리는 그냥 우리의 뇌에 의해 살 것입니다.

이러한 자연스러운 생존을 위해 환경에 따라 차이는 있지만, 대체로 생존에 유리한 조건이 있습니다. 일단 생존을 위해 몸집이 큰 게 유리하므로, 성장과 관련된 기본 대사 중 가장 중요한 것이 단백질 대사입니다. 단백질 대사로 우리는 육체를 단련하고 가정을 지키며 일하고 종족을 번식시킬 수 있습니다. 아주 중요한 일이지만, 분자 구조가 커서 소화, 흡수, 에너지 전환 효율이 낮고 가장 많은 대사산물을 만듭니다.

물론 성장 동안에는 단백질 대사량 증가뿐 아니라 스트레스에 의한 정신 대사 증가로 독소 생성량도 더 많아집니다. 이러한 상황에서 뇌는 독소가 증가해도 계속 성장해야 하는지, 아니면 성장을 줄이고 독소를 조절해야 할지 고민합니다. 이는 몸에 독소가 저장되어 있다는 신호이므로, 지속 생존을 위해 무작정 독소를 생성하지 않도록 조절합니다.

몸 안 독소 증가로 뇌는 대사량을 조절해 기초대사량이 조금씩 떨어지게 됩니다. 대사 능력 저하로 몸에 에너지가 부족해지고 기력이 감소합니다. 또한 흡수되었지만 쓰이지 않는 영양분은 체지방이나 내장지방으로 축적됩니다. 피부 단백질 대사가 부족하면 주름이, 머리카락 단백질 대사가 부족하면 탈모가 시작됩니다.

결국 대사가 떨어져 노화 현상이 나타나는 것입니다. 사람들은 이를 "늙어 보인다"라고 하지만, 나이가 들어서가 아니라 대사 저하로 늙어 보이게 되는 것입니다. 이런 노화 과정에서 생긴 독소는 몸속에 저장되다 일부가 배출되며 신장 조직에 달라붙습니다. 이로 인해 독소가 소변으로 배출되지 않고 몸에 농축되면서 단백질 대사 속도가 더 떨어지게 됩니다.

대사 체계 변화 동안 발생한 독소가 몸에 저장되면서 신장 기능에도 영향을 미쳐, 독소 배출이 원활하지 않게 되고 몸속 독소 농도는 증가합니다. 이러한 상황에서 혈액이 제 역할을 못 해 투석을 권유받게 됩니다.

이것이 우리가 어릴 적부터 자연스럽게 노화되고 병이 생기는 과정입니다. 이 과정을 어떻게 극복할 수 있을까요? 먼저 병이 생기는 메커니즘을 정확히 이해해야 합니다. 병의 시작은 스트레스 상황에서 비롯됩니다. 우리가 성장하는 과정도 큰 틀에서 보면 생존을 위한 스트레스 상황에서 적응하기 위한 결과입니다. 그리고 그 과정에서 많고 적음의 차이는 있지만, 반드시 대사 노폐물이 생성됩니다. 그리고 이 대사 노폐물을 어떻게 처리하느냐에

스트레스에 따른 병이 생기는 메커니즘

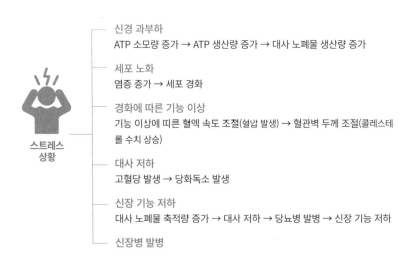

따라 노화 속도가 차이가 나는 것입니다. 우리가 건강하게 살기 위해서는 노화의 메커니즘을 이해하고, 적절하게 조절하는 것이 필요합니다.

이러한 메커니즘을 이해한다면, 우리가 건강을 위해 가장 중요시해야 할 것은 스트레스 상황에서 벗어나고, 대사 노폐물 양을 줄이며, 신장 기능을 높이는 것입니다.

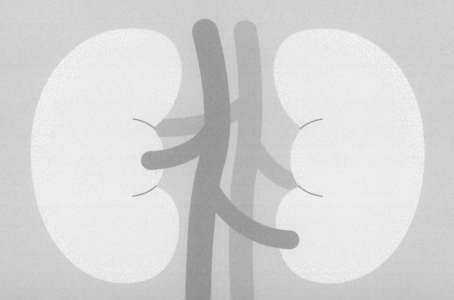

Part 3

몸을 살리는
신장의 특별한 기능

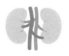

신장과 에너지

우리는 건강할 때 '기분이 좋다'라는 표현을 사용합니다. '기분 좋다'라는 표현은 명상에서도 중요시하는 부분인데요. 명상에서는 '현상 넘어 실체, 실체 넘어 근원'이라는 말이 있습니다. 현상은 눈으로 보이는 세계에서 일어나는 일이고, 그 너머에는 현상을 일으키는 실체가 있다는 뜻입니다. 그리고 실체를 넘어서는 생명 본질의 근원이 있다는 말입니다. 여기서는 근원까지 깊게 다루기보다는 현상, 실체, 가벼운 수준의 근원을 신장과 연계해 살펴보겠습니다.

냄비에 물을 넣고 불을 땐다면, 시간이 지나 물이 끓기 시작합니다. 무작정 시간이 지나서 물이 끓는 것이 아니라, 끓기 위해서는 불이 냄비를 통해 물에 에너지를 주어야 합니다. 우리 눈에 보이는 현상은 물이 끓어 수증기가 되는 것이고, 그 현상의 실체는 에너지 이동으로 인한 물 에너지 상승과 물 분자 상태 변화라고 볼 수 있습니다. 그리고 이 현상의 근원은 내가 물을 끓이겠다는 마음이었습니다.

보이는 현상을 넘어서는 실체는 에너지의 영역입니다. 바람이 불고 파도가 치고 덥고 춥고 하는 이런 현상들의 실체는 에너지의 변화에 따른 것입니다. 에너지 상태가 변하면 그에 따른 현상이 생깁니다. 우리 선조들은 물리학 체계가 없었어도 이 에너지를 '기(氣)'라는 보이지 않지만 느낄 수 있는 개념으로 설명했습니다. 우리도 일상에서 '기분이 좋다', '기력이 있다', '기가 세다' 등의 표현으로 기(氣)에 대한 느낌을 표현합니다.

앞서 살펴본 바와 같이 건강은 에너지 상태와 관련이 있고, ATP 양이 많을수록 더 건강합니다. 그리고 뇌의 제1명제인 생존에 대해, 건강하다는 말은 보이는 현상을 지칭하며, 건강의 실체는 에너지 상태가 좋다는 것입니다. 에너지 상태가 좋다는 말을 '기(氣)의 분배가 좋다', '기분이 좋다'라고 표현합니다. 건강의 영역이 서로 연결되어 있듯이, 기분이라는 표현도 육체, 정신, 사회적 건강의 영역이 합쳐져 만들어집니다. 따라서 기분이 좋음을 유지하기 위해서는 육체적, 정신적, 사회적으로 건강한 상태가 공존해야 합니다.

정신적, 사회적 건강의 핵심은 신경계라고 볼 수 있습니다. 이와 관련해

가톨릭의과대학 뇌신경과학 분야의 전지원 교수는 한 칼럼*에서 다음과 같이 기고했습니다.

◆

"뇌에는 대략 860억 개의 신경세포가 존재한다고 알려졌다. 신경계 최소단위인 뉴런 내에서 전기적 신호가 전달되고, 뉴런과 뉴런 사이 시냅스에서는 신경전달물질을 통해 정보 전달이 이루어진다. 신경세포가 활성화되면 뇌 혈류량과 산소 소모량의 변화가 나타나는데, 이러한 변화는 자기공명 신호의 차이를 유발한다. 따라서 자기공명신호 변화를 연속적으로 측정하면 활성화된 뇌 영역을 관찰할 수 있다.

(중략)

뇌의 중앙 집행 네트워크에서 전체 기능은 각 연결성에 영향을 받는 것처럼, 사회적 연결망 역시 개인의 연결성에 영향을 받는다. 따라서 개인 간 커뮤니케이션과 관계 유지를 통한 사회적 유대는 전체적인 사회 구조를 단단하게 해주는 역할을 하고, 반대로 사회적 고립과 배제는 전체 사회적 연결망에 부정적인 영향을 준다."

◆

우리가 살아가는 현대 사회 구조와 뇌 구조는 거의 같은 방식입니다. 그

---

* 전지원(가톨릭의과대학 뇌신경과학 교수), [ESC와 함께 하는 과학산책] 네트워크 구조로 본 뇌 연결성과 사회적 연결망, 내일신문, 2023년 3월 21일자 인용.

렇기에 사회적 건강은 뇌 신경의 영역이며, 정신적 건강도 마찬가지입니다. 요산이 신체적 건강과 직접 관련된다면, 정신적·사회적 건강은 스트레스와 관련되며, 이것은 뇌 신경과 밀접한 관련이 있습니다.

신경(神經. nerve)은 생물이 주변 환경과 자극을 감지하고 대처하는 기관입니다. 신경을 '신(神)을 다스리는(經)' 개념으로 본다면, '신(神)'은 정보를 의미합니다. 정보를 다스린다는 신경의 의미는 외부 환경에 대해 우리가 어떻게 반응할 것인가의 문제로 귀결됩니다. 결국 기분 좋음을 유지하기 위해서는 스트레스 상황에서 벗어나야 한다는 결론이 도출됩니다.

또한 한의학에서는 신장과 신경에 대해 이렇게 설명합니다.

신장에 병이 나면 겁이 많아지고 불안·초조해지며 신경이 예민해진다.[*]

신장의 정기는 원기(元氣)의 근본으로서 인체의 생장, 발육, 생식, 노화의 모든 과정에 결정적인 작용을 하고 있기 때문에 신장의 기가 약하면 쉽게

---

* 조성태(세명대 한의학과 겸임 교수), [한방칼럼] 신장 약하면 '새가슴' 된다. 경향신문. 2001년 9월 4일자 인용.

병이 오고 만성질환으로 발전하는 경우가 많으며 노화가 빨리 진행된다 하였다.

(중략)

한의학에서 신장은 콩팥(Kidney)뿐만 아니라 부신, 고환을 포함한 비뇨 생식기 전부와 성 호르몬을 비롯한 각종 호르몬을 모두 합한 개념으로 방광, 뇌, 허리, 생식기, 뼈, 치아, 귀, 머리카락 등까지 신장의 정기를 받아야만 정상 기능을 유지한다 하여 '신장 계통'으로 분류하였다.[*]

따라서 생존을 위한 건강을 논할 때, 그것이 육체적, 정신적, 사회적 내용이든 결국 신장 기능이 약해지면 건강하지 못한 상태가 됩니다. 그래서 우리는 신장 기능이 나빠지지 않도록 예방 차원에서 잘 관리해야 합니다. 하지만 일상의 스트레스는 더 많은 신경을 쓰게 하고, 결과적으로 신장 기능 약화로 이어져 건강 유지가 어렵게 됩니다. 우리는 약화된 신장 기능을 회복할 필요가 있습니다.

---

* 이재욱(약전골목홍익한의원 대표원장), [건강칼럼] 한의학을 통한 장수 비결 ① 신장(腎臟), 시니어매일, 2021년 7월 27일자 인용.

신장 기능 회복

의학적으로는 신장 기능 회복과 관련해 '비가역적 반응'이라는 표현을 사용합니다. 즉, 한번 나빠지면 회복이 불가능하다는 뜻입니다. 신장 기능이 나빠지면, 현대 의학에서는 더 이상 방법이 없다고 합니다. 식이와 운동 조절로 나빠지는 속도를 늦추려고 해도 결국 일정 수준 이하로 신장 기능이 떨어지면 투석이나 이식을 해야 합니다. 투석이나 이식을 하지 않는다면 마지막에는 죽음에 이르게 됩니다.

의학적으로 회복할 수 없다는 신장 기능을 어떻게 회복시킬 수 있을지 다각도로 방법을 모색해봐야 합니다. 이 문제는 정말 중요하기에 이미 많은 사람이 연구했고, 신장 기능 회복과 관련한 논문들이 발표되고 있습니다. 분명 신장이 회복될 방법이 존재합니다. 하지만 현대 의학에서 왜 비가역적이라고 말하는지에 대한 깊은 이해가 필요합니다.

우리는 음식을 먹고 살아갑니다. 입으로 들어온 음식은 식도, 위, 소장, 대장, 직장, 항문을 통해 몸 밖으로 배출됩니다. 이 과정에서 소화와 흡수가 일어나 일부가 영양분으로 흡수됩니다. 대변은 엄밀히 말하면 몸 안 찌꺼기가 아닌, 흡수되지 않은 음식 찌꺼기입니다. 물론 아주 약간 몸 안의 찌꺼기도 대변으로 배출되지만, 딱 그 정도입니다.

진짜 우리 몸 안에 들어온 영양분은 대사 과정을 통해 에너지로 쓰이고, 이 과정에서 발생하는 대사 노폐물이 실제로 우리 몸 안에 존재하는 독소입니다. 이 독소의 15% 정도가 땀으로 배출되고, 85% 정도가 소변으로 배출됩니다. 배출을 위한 독소의 이동은 혈액순환을 통해 이루어지며, 여기에서 신장이 중요한 역할을 합니다. 신장은 혈액 속 노폐물과 독소를 여과하고 소변으로 배출함으로써 몸을 청소하는 역할을 하기 때문에, 신장의 기능 상태가 몸의 전체적인 건강에 영향을 미치게 됩니다.

만약 소변으로 배출되어야 할 독소가 배출되지 못한다면, 당장에 혈액 중 독소의 농도가 높아지게 되고, 이는 혈액 상태를 매우 나쁘게 만듭니다. 혈액 상태는 우리의 생존을 위해 너무나 중요한 조건입니다. 따라서 이러한 상황을 판단한 뇌는 생존하기 위해 혈액 중 독소를 어떤 식으로든 줄이려 할 것입니다.

이렇게 독소를 줄이는 첫 번째 방법은 숨기는 것입니다. 몸 여기저기에 독소를 차곡차곡 숨겨둘 것입니다. 그래서 우리는 독소가 몸에 쌓이고 있는 것을 인지할 수 없습니다. 하지만 시간이 지나 몸에 쌓이는 독소 양이 늘어나면 세포들이 그것에 반응하게 됩니다. 즉, 세포가 싫어하게 되는 것입니다. 그 결과로 몸에서 무언가가 기분을 나쁘게 만듭니다. 몸이 무겁고 찌뿌둥해져 일상 행동에 방해가 된다면, 우리 뇌는 계속 독소를 쌓을지 아니면 다른 방법으로 처리할지 고민하게 됩니다.

또한 이러한 과정에서 혈액 중 독소 농도가 높아지면 혈액 점도가 올라가게 됩니다. 점도가 높아진다는 것은 혈액이 잘 흘러가지 못한다는 의미입니다. 혈액순환은 생명 유지에 아주 중요한 일이죠. 따라서 혈액 점도가 높아지면 우리 뇌는 생존을 위해 혈액순환을 잘하는 방법을 찾게 되고, 그 결과 혈압이 높아지게 되는 것입니다.

신장 기능을 회복시키지 않으면 독소는 계속 몸 안에 축적되어 혈압을 상승시켜 혈관 출혈 위험이 생길 수 있습니다. 그렇기에 우리는 혈압약을 복용해 혈압이 너무 높게 오르지 않도록 조정하지만, 뇌 입장에서 보면 생존을 위해 혈액순환을 유지하기 위해 혈압을 올렸는데 약물에 의해 방해받는 셈입니다. 이러한 갈등에서 우리는 어떤 선택을 해야 할까에 대해서 좀 더 고민이 필요하다고 생각할 수도 있겠지만, 문제의 원인이 신장 기능의 저하라면 신장 기능의 회복을 통해 소변으로의 독소 배출을 높이면 모든 문제가 해결될 것입니다.

신장은 크게 2가지 일을 합니다. 하나는 에너지를 공급하는 일, 다른 하나는 에너지 대사물을 버리는 일입니다. 즉, 에너지 공급 시 독소를 만들어내고, 그렇게 만든 독소를 소변으로 버리는 일을 동시에 합니다. 신장에서는 양이온, 음이온을 통해 전위차를 만들어 뇌 신경전류의 근간이 되는 전력을 사용하고, 이 신경회로 사용으로 발생하는 대사산물인 독소를 소변으로 배출합니다.

만약 신장 기능이 나빠진다면, 먼저 기능을 약화시키는 방향은 아마도 독소를 버리는 쪽일 것입니다. 왜냐하면 에너지를 쓰지 못하면 생존에 더 불리하기 때문입니다. 따라서 에너지를 잘 만들어 쓰고, 그 과정의 독소를 잘 버리는 균형이 잘 잡혀 있다면 우리 건강에는 이상 신호가 없겠지만, 이 균형이 깨지면 우리 뇌는 생존을 위해 에너지 생산에 좀 더 치중하게 되고, 그 결과 독소 배출 기능이 약해질 수밖에 없습니다.

다시 말해 소변으로 독소를 버리는 기능이 약해진다는 것입니다. 이는 전체적으로 몸속 독소 양이 늘어나는 계기가 됩니다. 실제로 신장 기능 저하 판정을 받은 사람 중에는 신장이 정말 망가져서 기능을 못하는 경우도 있지만, 반대로 신장 기능은 정상인데 과부하로 일을 못하고 쉬는 경우도 있습니다. 그렇다면 과부하가 걸리는 쪽은 어느 쪽인가요? 그것은 당연히 만들어 쓰는 쪽입니다.

에너지를 많이 생산하면 독소 배출량도 많아지는 것은 당연한 인과 관계입니다. 따라서 신장 기능 보호와 회복을 위해서는 더 나빠지는 것을 막는 것이 우선 과제이므로, 에너지 사용을 줄여야 합니다. 신장 기능에서 만들어 쓴다는 것은 결국 신경세포의 안정화, 즉 이완을 의미합니다. 또한 에너지 생산이 적어지면 배출할 독소 양도 줄어듭니다. 이때 독소 배출일이 줄어들어 여유가 생기면 그동안 축적된 독소를 배출하게 됩니다. 그래서 혈중 독소 수치 변화는 없는 것 같지만, 실제로는 몸속 축적 독소가 빠져나가 몸 안이 깨끗해집니다.

이렇게 몸 안 독소 양이 줄어들면 생존 관련 수치에도 변화가 오고, 그렇게 되면 우리가 질병이라고 부르는 것들이 사라지게 됩니다.

신장 기능 저하,
탈수 증상

우리가 신장에 대해 더 많이 공부할수록 동떨어져 있던 정보들이 어느 순간 하나의 카테고리 안에 들어오게 되고, 그런 식으로 정리하다 보면 하나의 결론으로 귀결되는 경우가 발생합니다. 물론 정리하는 사람의 취향에 따라 결론이 다를 수 있지만, 이 책에서는 질병과 건강에 관한 이야기를 신장이라는 하나의 결론으로 귀결시키고 있습니다.

신장은 콩팥이라고도 하며, 실제로 콩과 팥을 닮은 모양을 하고 있습니다. 횡격막 바로 아래 복부 뒤쪽 척추 양옆에 위치하며, 우리 몸의 노폐물을 제거하고 체내 수분, 염분, 전해질 및 산-염기 균형을 조절하는 역할을 합니다. 오른쪽 신장은 간 바로 아래, 왼쪽은 가로막 아래 비장 근처에 있으며, 오른쪽이 왼쪽보다 아래에 위치합니다.

신장 내부에는 약 100만 개 이상의 네프론이 밀집해 있으며, 네프론은 사구체와 세뇨관으로 구성됩니다. 작은 모세혈관으로 만들어진 사구체는 우리 몸의 노폐물을 거르는 역할을 합니다. 이 사구체에서 걸러진 수분과 노폐물은 세뇨관을 통과하게 되는데, 필요한 성분은 다시 몸속으로 재흡수되고 나머지는 농축되어 소변으로 배출됩니다. 신장은 하루 약 150L의 혈액을 네프론에서 여과해 99%는 재흡수하고, 나머지 1.5L의 농축 소변을 배출합니다.

신장이 손상되면 레닌(renin)이라는 효소를 분비하는데, 이 효소는 혈관 수축을 자극해 혈압을 상승시키는 원인이 됩니다. 따라서 신장은 고혈압과 아주 밀접한 관계가 있으며, 신장의 대표 기능을 살펴보면 생명 유지 활동에 있어 아주 중요한 역할을 한다는 것을 알 수 있습니다.

신장의 대표 기능

① 대사산물의 노폐물 제거
② 체내의 수분과 염분의 양 조절
③ 혈액과 체액의 전해질 및 산 염기 균형 유지
④ 인체의 체액 양 조절과 레닌 호르몬을 통해 혈압 조절
⑤ 비타민 D 활성화
⑥ 적혈구 형성을 자극하는 호르몬을 분비해 조혈작용에 관여

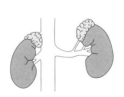

신장의 체내 수분 조절과 관련해 우리가 겪는 질병을 탈수 반응으로 설명할 수 있습니다. 탈수 반응이란 말 그대로 수분 부족 증상입니다. 우리 몸에서 물은 너무나 중요한 역할을 하며, 이를 관장하는 기관이 신장입니다. 체내 수분 함량은 연령과 성별에 따라 차이가 있지만 대략 체중의 60~70%를 차지합니다. 물이 있어야 체내 영양소가 모든 세포로 이동할 수 있고, 세포에서 발생한 대사 노폐물을 신장을 통해 외부로 배설할 수 있습니다. 물이 있어야 생명 반응(인체 대사)이 일어나고, 인체가 움직일 수 있는 것입니다.

탈수(dehydration)는 체내 수분 부족(약 2% 이상)으로 인체에 나쁜 영향을 미치는 것을 뜻합니다. 주요 증상은 갈증 증가, 건조한 입, 어지러움, 피로, 정신 집중 장애, 소변량 감소, 피부 건조, 눈 움푹 패임 등입니다. 가벼운 탈수에서는 얼굴 붉어짐, 현기증, 허약, 팔다리 경련이 나타나고, 중증 탈수에서는 기립성 저혈압, 두통, 심부전, 빠르고 깊은 호흡, 빠르고 약한 맥박, 팔다리 등 심한 근육 경련 등이 나타납니다. 치료되지 않은 심한 탈수에서는 다양한 탈수 증상과 심박수 증가, 말초 청색증, 차가운 손발, 혼란, 무기력, 과민성이 나타납니다.

심한 탈수(체액 12% 부족)를 치료하지 않으면 저혈량성 쇼크와 사망에 이를 수 있습니다. 또한 지속적 탈수는 신장, 간, 뇌 등 내부 기관의 심각한 손상으로 기능부전(간부전, 신부전 등)을 일으킬 수 있습니다.

태어나면서 신체는 성장하지만 일정 시간이 지나면 노화가 시작되고, 죽음을 통해 삶을 완성합니다. 하지만 질병은 노화의 동의어가 아닙니다. 단지 인체 기능이 떨어지면서 나타나는 신체의 적응 문제일 뿐입니다. 그렇다면 노화는 피할 수 없지만, 질병은 왜 생기는 것일까요?

인체를 구성하는 물의 비율은 태아 90%, 성인 70~60%, 노인 50% 정도입니다. 인체 내 물이 줄어든다는 것은 인체 대사가 감소한다는 의미이며, 대사 감소는 음식 섭취 감소와 신체 회전율 감소를 동반합니다. 이는 인체를 구성하는 다양한 구조를 제때 바꾸지 못한다는 것이며, 이로 인해 장기의 기능부전이 발생하고 결국 질병이 되는 결과를 초래합니다. 질병 치료는 검사 수치를 정상으로 맞추는 것뿐 아니라, 인체 기능을 적절히 유지시키고 다양한 영양소와 함께 인체 체액(물과 미네랄)을 정상적으로 유지시키는 것입니다.

전문 약사 중 생화학 대가 신창우 약사는 모든 질병 반응을 탈수와 연계해 설명하며,[*] 그 중심에 신장이 있다고 합니다. 신창우 약사 외에도 많은 연구자가 질병에 대한 자신만의 이론을 가지고 있지만, 그 이론들에서 중복되는 내용 중 하나가 바로 신장입니다. 신장은 우리 생명 유지 활동에서 빼놓을 수 없는 중요한 장기입니다.

---

[*] 신창우(단양 시장약국 대표약사), [의학칼럼] 생명과 삶 ① – 첫 번째 이야기 물, 전국매일신문, 2020년 12월 20일자 참고.

신장 기능 저하로 대사 노폐물인 독소가 쌓이면 몸이 산성화되어 수분 부족, 즉 탈수 현상이 생기고, 이런 탈수 증상으로 인해 염증반응을 비롯한 고혈압, 당뇨 등 다양한 질병이 발생합니다. 그리고 이러한 문제를 해결하기 위해서는 신장 기능 회복을 통해 독소를 제거하고 탈수 증상을 개선하는 것이 건강을 위한 최선책입니다.

신장과 뇌 가소성

우리 몸에서 신장은 단순히 생체 기능만 수행하는 게 아니라, 복합적이고 다양한 역할을 하는 중요한 장기입니다. 오랫동안 심장, 간, 대장 등 다른 장기에 비해 주목받지 못했지만, 앞으로 신장에 관한 연구가 활발해져 그 역할이 신체적 영역뿐 아니라 보이지 않는 영역에서도 연결되는 것으로 밝혀질 것입니다.

사실 신장의 중요성은 인체를 공부한 사람이라면 누구나 알고 있습니다. 다만 그 기능에 대한 해석이 달랐기에 다른 장기보다 덜 주목받았을 뿐입니다. 하지만 저는 신장이 우리 몸에서 가장 중요한 장기라고 생각합니다. 다른 장기들과 연계되어 있지만, 일종의 리더 역할을 한다고 볼 수 있습니다. 겉으로 두드러지지 않아 보이지만, 전체를 조율하는 데 관여하고 있습니다. 특히 뇌와 신장은 밀접한 관계입니다.

20년 전만 해도 의학계에서는 뇌가 한번 손상되면 그 기능을 회복하는 것은 불가능하다고 여겼습니다. 뇌는 고정된 구조물로 간주되었기 때문입니다. 그러나 최근 들어 뇌 과학 분야의 발전으로 뇌에 대한 새로운 관점이 대두되었는데, 그것이 바로 '뇌 가소성(신경 가소성)' 개념입니다.

뇌 가소성이란 뇌가 환경 변화나 경험, 또는 손상 등에 적응해 구조적, 기능적으로 변화할 수 있는 능력을 말합니다. 즉, 손상된 뇌 영역의 기능이 다른 부위로 재조직될 수 있다는 원리입니다. 뇌세포 간 새로운 연결과 회로가 형성되면서 기존 기능이 재편성되는 것이죠.

이러한 과정을 통해 대체 경로나 신경회로가 만들어지면, 손상된 기능을 회복하거나 대체할 수 있게 됩니다. 적절한 재활 치료를 병행하면 이 과정이 더욱 촉진됩니다. 따라서 뇌 가소성 개념은 뇌졸중, 외상성 뇌손상 등으로 인한 뇌 병변 후에 학습, 기억, 주의력, 언어 등 대뇌 기능을 회복하는 데 매우 중요한 역할을 합니다.

사람은 태어날 때 비어 있는 도화지와 같습니다. 그리고 그 도화지에 그려질 그림의 주제는 생존입니다. 아기가 태어나면서 '응애' 하며 우는 것은 살기 위한 표현입니다. '응애' 하는 울음을 통해 숨을 뱉어내어 호흡이 시작되고, 이로써 삶이 시작됩니다. 비우는 행위는 삶의 첫 번째 원리입니다. 이것이 삶의 기초이며, 이를 기반으로 다양한 교육과 경험을 통해 개인마다 생존을 위한 고유의 뇌회로가 형성됩니다. 똑같은 것이 없습니다.

사람은 뇌의 5% 정도만 사용한다고 하지만, 그 5%가 동일한 영역은 아닙니다. 각자 다른 뇌 영역을 사용하며, 이 영역들은 회로로 연결되어 있습니다. 어떤 문제에 직면했을 때 뇌회로를 통해 연산된 결과가 그 사람의 생존을 위한 최선의 방법이 됩니다.

뇌 가소성의 원리는 이러한 뇌회로를 변경할 수 있다는 것을 의미합니다. 뇌회로가 변하면 그 사람의 삶에 대한 태도 또한 변화합니다. 이전에는 생존에 불리하다고 여겼던 상황도 회로 변화를 통해 유리하게 평가할 수 있게 되는 것입니다. 이렇게 변화가 일어나면 그 사람의 행동은 전혀 다른 사람처럼 달라집니다. 이것이 제가 전공한 뇌 교육과 연계한 인성 교육의 원리입니다.

신장 상태와
의식 수준

사람은 동물과 같은 본능적인 생존의 성향인 '수성'과 무에서 유를 창조하고 더불어 살아가고자 하는 높은 의식의 '신성' 사이에 '인성'으로 존재합니다. 생존이라는 과제를 수행하기 위한 의식 수준에 따른 방법론을 제시하게 됩니다.

토머스 홉스(Thomas Hobbes)가 주장한 만인에 대한 투쟁과 같은 경쟁적이고, 이기적인 생존 방식이 '수성'이라고 할 수 있습니다. 수성이 지배하는 세상에서는 규칙과 통제가 필요합니다. 이를 고등학교 급식 시간에 비유해 설명할 수 있습니다.

통제가 없는 자연 상태에서는 모든 이가 다른 모든 이들보다 빨리 가려 합니다. 하지만 학생회 등에서 급식 순번제 등 학교에서의 사회계약을 만들면, 평화로운 식사 시간을 위해 학생들이 수긍하고 그 규약을 지킵니다. 하지만 그중에서도 계약을 어기고 일탈 행위를 하는 학생들은 순서를 무시하고 밥을 먹으러 갑니다. 또한 종교로 대표되는 '신성'이라는 개념은 모든 인간의 의식보다 상위의 개념, 즉 생존을 벗어나 있는 의식 상태이기에 살기 위해 발버둥 치는 인간의 삶과는 전혀 다른 이타적인 모습으로 나타납니다.

우리의 실제 삶은 수성(본능적 생존)과 신성(고차원 의식) 사이에 위치하며, 살아오면서 직간접적 경험을 통해 각자의 생존을 위한 기준 의식인 '인성'을 형성합니다. 인성은 삶의 경험이 녹아든 생존 방식입니다. 이것을 우리는 '의식 수준'이라고 부릅니다. 의식 수준에 따라 생존이라는 개념을 받아들이고 해석하며, 그에 따라 행동하는 수준이 다르게 나타납니다.

우리가 함께 살아가는 것보다 나은 미래를 위해서는 각자의 생존에 대한 의식 수준을 높여야 할 필요성이 있습니다. 혼자만의 생존이 아닌 더불어 살아가는 생존이 삶의 기준 가치관이 되고, 이러한 사람들이 많아질수록 우리의 미래는 아름다워질 것입니다.

의식의 질은 곧 그 사람이 가진 에너지의 상태입니다. 물질적인 에너지의 양이 아닌 에너지의 밝기라고 이야기할 수 있습니다. 흔히 친절하고 따뜻한 사람에게 밝은 에너지가 있다고 이야기하는 그런 내용입니다. 명상적인 표현으로는 높은 의식 상태에서 존재할 때 그 사람의 에너지는 맑고 환합니다. 이러한 사람의 생존은 단순히 먹고사는 문제가 아닌 다 함께 살아가기 위한 삶의 터전에서 우리 각자가 해야 하는 자기 삶에 대한 탐구입니다. 이것은 삶의 본질적인 것에 관한 내용입니다.

의식의 성장은 질과 양을 동시에 추구합니다. 의식의 수준이 높은 사람은 삶의 본질에 대한 깨달음을 통해 더 많은 사람과 공존하려고 합니다. 우리는 이것을 가능하도록 하는 모든 노력에 대해 뇌 가소성의 원리를 적용할 수 있습니다. 뇌 가소성의 원리를 적용해 각자의 삶에 대한 가치관을 변화시키는 교육을 인성 교육이라고 합니다.

이러한 인성 교육은 신장이라는 장기와 매우 밀접한 관련이 있습니다. 왜냐하면 신장을 통한 건강 회복이 인성 회복과 일맥상통하기 때문입니다. 신체적으로 건강하지 않은 사람에게 높은 수준의 인성을 기대하기는 어렵습니다. 절대적인 것은 아니지만, 대다수가 건강 상태와 인성 상태가 연결되어 있다고 할 수 있습니다. 그 이유는 바로 신경 때문입니다. 신경이 예민해지면 생존에 대한 기준이 달라집니다.

송민령의 《뇌 과학 이야기》에서는 재미있는 실험에 관한 이야기를 다루었습니다. KBS 다큐멘터리 <마음>에서 진행한 한 실험에서 시판되는 우유를 사다가 새 우유를 개발했다며, 맛을 평가해달라고 했습니다. 피험자들이 시음하고 기다리는 동안, 피험자를 가장한 사람이 속이 안 좋다며 화장실을 들락거리기 시작했습니다. 그러자 다른 피험자들도 어느 순간부터 불편한 표정으로 화장실을 드나들기 시작했습니다. 심지어 피험자 중 한 명은 다음 날 피부에 두드러기가 나기도 했습니다.

멀쩡한 우유를 마셨는데, 어째서 몸에 이상 징후가 생긴 것일까요? 우리는 이것을 '노시보(nocebo)'라는 현상으로 말합니다. '플라시보(placebo)'가 치료에 대한 신뢰 덕분에 통증이 줄어드는 현상인 반면, 노시보는 생각이 고통을 부르는 현상입니다. 이 노시보는 신경과 건강의 관계를 이해할 수 있는 예입니다.

우리가 어딘가에 신경을 쓴다는 것은 에너지를 낭비하는 일입니다. 에너지가 낮아진다는 것은 건강하지 못하게 된다는 의미입니다. 신경을 많이 쓰는 상태에서는 더욱 높은 에너지가 필요합니다. 높은 에너지를 위해서는 결국 신장의 도움이 필요합니다. 신장에서 대사 노폐물을 제거하지 않으면, 우리는 충분한 에너지를 사용할 수 없습니다. 하지만 신경을 계속 씁니다. 그래서 신경이 약해지게 됩니다. 이것은 정신적, 사회적 건강의 측면입니다. 이것은 인성과 연결이 됩니다.

결과적으로 신장의 기능이 좋을수록, 에너지의 수준이 높을수록 어떤 상황을 잘 받아들일 가능성이 커집니다. 서로가 같이 살아가는 데 있어 마찰이 줄어든다는 것은 긍정적입니다. 의식은 에너지 상태입니다. 그래서 의식은 곧 신장의 상태라고 할 수 있습니다.

신장에서 나오는
생명 기운, 명문혈

우리는 기본적으로 물질이 한정되어 있다고 배웠습니다. 이것이 눈에 보이는 것에 대한 이미 학습된 고정 관념입니다. 그리고 이러한 고정 관념 안에서는 새로운 변화를 꾀하기 어렵습니다. 생각의 유연성이 없는 상태이기 때문입니다.

우리가 느끼는 물질의 유한성 너머에는 그 물질을 구성하는 에너지에 대한 개념이 있습니다. 이 에너지는 유한해 보이지만 사실상 무한합니다. 이 세계를 구성하는 에너지는 유한하다고 느끼지만, 그것을 우리 인류가 사용함에 있어서는 끝도 없을 정도의 양이기 때문입니다. 우리 인류가 사용하는 에너지의 양과 존재하는 에너지의 양은 그 단위 자체가 다르기 때문입니다. 이 큰 지구라는 행성이 은하에 비하면 한 점에 불과하듯 말입니다.

지구의 크기는 12,800km입니다. 그리고 지구가 속한 우리 은하의 크기는 10만 광년이라고 합니다. 광년은 빛이 진공에서 1년 동안 진행한 거리를 말합니다. 이것을 km로 따져보면 얼마나 될까요?

1광년은 빛의 속도 30만km/초의 속도로 1년간 움직인 거리입니다. 1년은 365일 × 24시간 × 3,600초 = 31,536,000초입니다. 1광년은 31,536,000초 × 300,000km/s라고 할 수 있습니다. 이에 따라 1광년은 9,460,800,000,000km(약 10조km)입니다. 빛이 1년 동안 날아가는 거리입니다. 우리 은하는 이런 빛이 10만 년 동안 날아가는 거리이니 계산상으로는 9,460,800,000,000km × 100,000년 = 946,080,000,000,000,000km입니다. 거의 95경km입니다.

여러분은 이 숫자가 상상이 되나요? 보통의 우리가 생각하는 물질은 눈앞에 보이는 것입니다. 하지만 물질의 근원은 에너지이고 에너지는 유한하지만, 사실상 무한합니다. 그리고 이 시선은 건강이라는 개념에 있어 상당히 중요한 포인트입니다.

물질에 대한 인식을 보이지 않는 에너지로 받아들이게 되면, 에너지는 무한하다는 것을 깨닫게 됩니다. 이것은 경험이며, 경험을 통해 스스로 깨닫게 되는 것입니다. 그리고 이러한 경험을 통해 얻은 지식은 뇌를 변화시키며, 우리는 무한한 에너지의 세계에서 생존을 위해 다툴 필요가 없다는 것을 깨닫게 됩니다.

이러한 경험은 신장을 통해 이루어집니다. 신체적으로 신장은 몸에 생존을 위한 다양한 역할을 하지만, 그 역할 외에도 명문이라는 혈자리 이름처럼 에너지가 오고 가는 문의 역할을 합니다. 신장의 기능이 발전하면 내 몸으로 들어오는 무한한 에너지를 경험할 수 있게 되며, 이를 통해 생존에 대한 가치관의 변화가 일어나게 됩니다.

신장은 우리가 사용하는 에너지의 원천이라고 볼 수 있습니다. 신장은 몸의 배터리 역할을 하는데, 자동차에 연료가 많이 있다고 해도 배터리가 다 되면 시동이 걸리지 않는 것과 비슷합니다. 몸의 수많은 세포는 자가 발전 기능이 있지만, 최초의 배터리 역할을 하는 것이 바로 신장입니다.

중국 명나라 명의 장개빈은 《류경》이라는 책에서 '좌신우명문(左腎右命門)'이라고 해서 두 개의 신장(腎臟) 가운데 왼쪽을 신(腎), 오른쪽을 명문(命門)이라고 했습니다. 신은 물 조절 장치로, 명문은 생명의 문이 되는 열에너지로 설명하고 있습니다. 명문에서 다루는 열에너지에 대한 감각을 예전부터 동양에서는 '기(氣)'라고 불렀고, 이 기(氣)에 대한 감각은 전기장이나 자기장과 유사합니다. 눈에 보이지는 않지만 느낄 수 있는 그러한 감각입니다.

제2요추와 제3요추의 중간에 있는 경혈, 명문혈

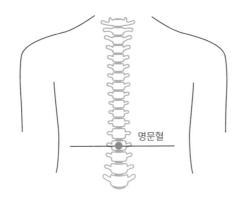

명문혈

 '기운을 내라', '기를 써라'와 같은 표현이 흔하게 사용되는 것처럼, 기 (氣)라는 개념은 매우 오랜 시간 동안 한국 문화에 깊게 녹아들어 있습니다. 이러한 기(氣)를 주관하고 조절하는 장기가 바로 신장이며, 신장의 혈 자리 이름이 '명문혈'이라는 것은 생사를 주관하는 아주 중요한 장기가 신장이라는 것을 알려줍니다. 생존을 위해서는 기력이 필요하며, 기력이 다하면 생명이 소멸합니다. 간과할 수 없는 당연한 이치로, 신장 기능이 우수하면 잘 살고, 신장 기능이 약해지면 생명이 소멸한다는 것입니다.

 우리의 생존을 위해서는 반드시 신장 기능이 좋아야 한다는 것이 핵심입니다. 신장에서 주관하는 기(氣)의 개념을 통틀어 '신기'라고 부릅니다. 신기라고 하면 무속을 떠올릴 수 있지만, 전통적으로 신기란 신장에서 비롯된 기운을 의미합니다. 이 기운이 척추를 통해 머리의 뇌로 올라가면서 신장 기운을 무속과 연결합니다.

신장 기운이 강하면 뇌의 정신활동이 활발해집니다. 이러한 정신활동의 최고조인 무속 행위가 바로 신장 기운을 많이 사용하는 활동 중 하나입니다. 이러한 신기는 현대에서는 무속의 의미가 아닌 일반인의 정신활동, 긍정적으로는 창의적인 예술활동으로 나타납니다. 그리고 부정적으로는 스트레스로 나타납니다. 더불어 스마트폰의 발전으로 우리는 평소에도 지속해서 정신활동을 하고 있습니다. 짧은 시간 동안 가만히 있는 것이 적어지고 게임이나 음악 감상, 동영상 시청 등으로 계속해서 정신활동을 유지하고 있습니다. 이 모든 행위는 정신활동에 기여하며, 이러한 행위를 지속하기 위해 끊임없이 신장 기운을 소모하게 됩니다.

2000년대에 이르러 지난 20년 동안 신장과 관련된 환자 수가 급증한 이유는 바로 이러한 사회적 배경 때문입니다. 일상적인 정신활동의 중요성이 과거와 비교해 너무 높은 수준으로 높아졌으며, 동시에 사회 문화의 다양성과 전문화로 인해 직업적 스트레스도 증가했습니다. 이 시대적 배경이 우리의 신장 기능을 과도하게 부담하게 만들고, 기능을 약화하는 원인이 되었습니다.

또한 음식 측면에서 카페 문화의 대중화가 영향을 미쳤습니다. 하루에 한 잔 이상의 커피를 당연히 마시는 시대가 되었습니다. 커피에는 좋은 항산화 성분이 많지만, 제가 지적하고 싶은 것은 카페인입니다. 카페인은 중독성이 아주 강한 마약류 성분으로, 환각 효과는 없지만, 중독성이 높습니다. 약물은 동일한 계열의 성분이 명칭 끝이 같게 끝나는 명명법을 따르는데 모르핀, 헤로인, 코카인과 같이 카페인도 이 규칙에 따릅니다.

우리가 피곤할 때 커피를 마시는 이유는 카페인이 각성 효과를 가지고 있기 때문이며, 중독 작용으로 인해 각성이 필요하지 않은 상황에서도 커피를 찾게 됩니다. 이러한 각성 효과와 중독 작용은 뇌에 큰 피로감을 주지만, 뇌는 그것을 실제로 느끼지 못합니다.

기술과 산업의 발전, 식품의 고도화로 우리의 신장은 혹사당하고 있습니다. 기(氣)의 개념에서도 신장의 기(氣)는 소모가 쉬운 환경이 되었고, 물리 화학적으로 몸속에서 생성되는 독소 물질의 양이 늘어나면서 신장 기능이 약화하는 시대가 되었습니다. 신장의 약화는 신경 쇠약으로 이어지게 됩니다. 에너지의 고갈과 연결이 되는 것입니다. 배가 부르면 너그럽지만, 배가 고프면 날카로워집니다. 우리의 신경은 원래 그렇습니다. 에너지가 없어지면 신경이 예민해지게 되어 있습니다. 이것은 다름 아닌 생존과 직결되는 문제이기 때문입니다.

이러한 순간에 우리는 에너지에 대한 인식의 틀을 새롭게 할 수 있습니다. 유한함에서 무한하므로 보이지 않는 기(氣)의 감각을 통해 에너지를 새롭게 인식합니다. 이 인식은 예민해진 신경을 안정시켜줍니다. 이 에너지의 흐름은 명문혈을 통해 일어나게 됩니다. 명문혈을 통해 기(氣)가 흐릅니다. 그 감각을 통해 신경이 더 편안해집니다. 이것은 인성 교육과도 연결이 됩니다. 저는 이 행위를 에너지 '명상'이라고 합니다.

에너지 명상을 통해 에너지에 대한 의식이 변화함으로써 우리의 뇌에 이미 고정된 에너지에 대한 관념이 새롭게 정립됩니다. 그저 이 자체만으로 뇌는 생존에 대한 새로운 기준을 세울 수 있습니다. 에너지가 달라졌기 때문입니다. 이것은 생존 환경입니다. 그러니 먹을 것이 부족하던 때와 달리 풍족해진 상황에서는 생존 방법이 달라집니다. 우리는 이것에 대한 것을 사회성이라고 말합니다.

우리가 추구하는 건강은 신장을 통한 독소의 배출과 신체적 건강, 신경과 연결된 정신적 건강, 그리고 에너지의 인식으로 이어지는 사회적 건강으로 설명할 수 있습니다. 신장은 우리가 건강을 위해 고려해야 할 근원적인 문제의 해결점이라고 할 수 있습니다.

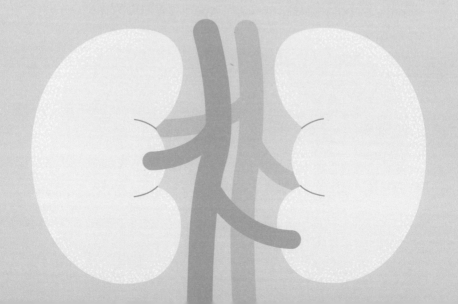

Part 4

내 몸의 면역을
책임지는 신장 디톡스

장 디톡스와
간 디톡스

디톡스의 핵심은 몸 안의 독소를 몸 밖으로 배출시키는 것입니다. 이 개념을 가지고 있어야 왜 신장 디톡스가 필요한지 알 수 있고, 그래야 신장 기능을 회복하는 게 중요한 것인지를 알 수 있습니다. 디톡스에는 이미 많이 알려진 장 디톡스와 간 디톡스가 있습니다. 흔히 해독한다고 하면 유산균제를 먹어 장 디톡스를 통해 독소를 배출하고, 간 디톡스를 통해 혈액을 정화한다고 합니다. 약사의 제 눈에는 과연 그렇게 되는 것이 맞는가 하는 의문이 있습니다.

장 디톡스

장 디톡스는 좋은 유산균을 넣고 그것의 먹이를 주어 장에서 잘 살도록 해줍니다. 장으로 음식물이 들어왔을 때 선별적으로 영양소를 잘 흡수하고, 나쁜 물질은 흡수하지 않도록 조절하도록 합니다. 그리고 몸 안으로 흡수되지 못한 음식 찌꺼기를 대변이라는 형태로 내보냅니다. 여기까지는 별문제가 없습니다. 대변이 나가지 못하고 계속 장에 머무르게 되면, 몸에 변비라는 형태로 고통을 줍니다. 가스가 발생하는 장 누수의 문제뿐만 아니라 장의 운동성에서 영향을 끼치고, 장내 미생물의 세계인 마이크로바이옴에도 영향을 끼치게 됩니다. 이는 어떤 식으로든 우리의 건강을 위협합니다.

장내 마이크로바이옴 불균형으로 오는 질병

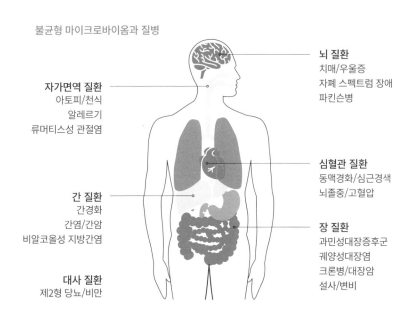

불균형 마이크로바이옴과 질병

뇌 질환
치매/우울증
자폐 스펙트럼 장애
파킨슨병

자가면역 질환
아토피/천식
알레르기
류머티스성 관절염

심혈관 질환
동맥경화/심근경색
뇌졸중/고혈압

간 질환
간경화
간염/간암
비알코올성 지방간염

장 질환
과민성대장증후군
궤양성대장염
크론병/대장암
설사/변비

대사 질환
제2형 당뇨/비만

하지만 디톡스에 대한 본질적인 개념을 놓고 고민해본다면, 우리가 생각해볼 문제는 장 디톡스의 작용 영역이 몸 안에서 이루어진 것이 맞느냐에 대한 것입니다.

눈으로 봤을 때는 분명 우리 몸 안에서 이루어지고 있습니다. 하지만 어떤 물질이 몸 안으로 들어오기 위해서는 흡수 과정이 있어야 합니다. 대변은 흡수되지 못한 음식 찌꺼기인 것이 사실입니다. 따라서 입에서부터 식도, 위, 소장, 대장, 직장, 항문으로 연결된 통로는 우리 몸 안이라고 보기보다는 몸을 관통하는 통로라고 보는 것이 맞습니다.

즉 제가 해저터널에 들어갔다면 밖에서는 바다 안으로 들어간 것처럼 보이겠지만, 실제로 저는 바다 안으로 들어간 것은 아니라는 것이죠. 오늘 만약 식사해서 그것이 흡수되었다면 몸 안으로 들어갔겠지만, 흡수가 아직 되지 않았다면 그것은 몸 밖에 있는 것과 마찬가지라는 것입니다. 몸 안에서 소화액이 나와 음식물의 분해가 이루어지고, 몸 안으로 흡수될 수 있는 상태로 바뀌어 흡수가 일어납니다. 그리고 흡수되지 못한 음식 찌꺼기는 뭉쳐서 대변으로 나가게 되는 것이죠.

따라서 장 디톡스라는 개념은 엄밀하게 말하면 디톡스 개념이 아니라는 것입니다. 몸 안의 독소를 배출하는 것이 아니라, 몸 밖의 독소를 떼어내는 개념입니다. 이것은 진정한 의미의 디톡스 개념과는 다른 것입니다.

물론 장 디톡스가 가지는 효과에 대해 부정하는 것이 아닙니다. 저는 다만 디톡스라는 개념에 충실해서 몸 안의 독소를 직접적으로 배출하는 것이냐, 아니면 몸 안의 독소가 많아지는 것을 막아주는 간접적인 효과인가에 대해 생각해봤을 때 장 디톡스는 간접적인 효과를 주는 것이라고 할 수 있다는 것입니다.

누군가는 대변을 통해 대사 노폐물의 일부가 빠져나간다고 할 수도 있습니다. 하지만 절대적인 양을 봤을 때 소변으로 배출되는 대사 노폐물의 양과는 비교할 수 없는 정도입니다. 그렇기에 장 디톡스는 몸속 독소를 배출했다고 하기에는 무리가 있다는 것입니다.

장 디톡스가 가지는 의의는 몸을 관통하는 통로에 놓인, 몸 안으로 흡수되지 못한 음식물 찌꺼기를 통로 밖으로 배출해 몸 안으로 어떤 악영향을 끼치지 않도록 도움을 주는 것이라고 할 수 있겠습니다.

간 디톡스

장 디톡스에 대해 이해되셨다면 이제 간 디톡스에 대해 알아보겠습니다.

간은 인체의 여러 장기 가운데 단일 장기로는 가장 크며, 무게 또한 약 1.2~1.5kg 정도로 성인 체중의 1/50 정도입니다. 그리고 그 크기만큼이나 많은 역할을 하고 있습니다. 간은 생명 활동의 모든 부분에 관여하며 에너지 대사, 소화 흡수, 영양 대사, 혈액순환, 노폐물 제거 등 전반적인 부분에 모두 중요한 역할을 하고 있습니다. 우리가 건강하게 살아가는 데 있어서 간은 정말 중요한 장기인 것은 틀림이 없습니다.

간이 하는 일 500가지

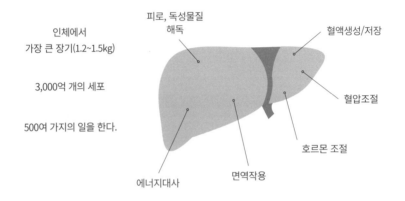

우리 몸으로 들어오는 독소 중 가장 많은 양은 음식을 통해 들어옵니다. 우리가 입으로 섭취한 음식과 음식으로 위장한 약물과 독소, 그리고 그로 인해 생성된 체내 호르몬 등은 대부분 간에서 여러 가지 복잡한 화학반응을 거쳐 적절히 해독되거나 분해됩니다. 간이 담당하는 이러한 해독 작용은 외부의 장치나 약물로 해결할 수 없는 기능이므로, 간의 역할이 아주 중요하다고 할 수 있습니다.

또한 음식은 몸을 관통하는 통로를 통해 이동하면서 여러 가지 소화액에 의해 작게 분해가 되어 몸 안에 흡수되어 들어오게 됩니다. 이렇게 몸 안으로 들어온 음식물의 이름은 '영양분'이라고 부르게 되는데요. 이 영양분은 대사라는 활동을 통해 ATP라는 에너지와 대사산물을 생산하게 됩니다.

에너지는 우리가 잘 사용하면 되지만, 여기서 문제는 바로 대사산물의 처리입니다. 이 대사산물을 흔히 '독소'라고 이야기합니다. 이 독소 중에서는 독성을 가진 것이 있고, 독성이 없는 것도 있습니다. 독성이 없다면 그나마 다행이지만, 독성이 있다면 방치할 경우 몸에 해롭습니다. 그러므로 독성이 있는 대사산물은 독성이 없도록 바꿔줘야 하는데, 그것을 간의 글루타치온이라는 물질이 합니다. 글루타치온이 하는 이 행위를 우리는 '해독'이라고 부릅니다.

글루타치온은 피부과 병원에서 백옥 주사라고 부르는 주사제의 성분이기도 하고, 약국에 판매하는 일반 약으로 허가받은 성분입니다. 글루타치온의 역할은 독성물질을 해독해 소변으로 배출시키거나 담즙으로 배출해 대변의 형태로 내보내는 것입니다. 이런 의미에서 본다면 글루타치온에 의한 간 디톡스도 분명 큰 의미가 있습니다.

하지만 여기서 우리는 꼭 짚고 넘어가야 할 부분이 있습니다. 바로 배출입니다. 물론 담즙으로 배출하는 부분만을 놓고 이야기한다면, 간을 배출

기관이라고 이야기하는 전문가들도 많습니다. 저는 그것을 부정하는 것은 아닙니다. 다만 간의 본연의 기능은 배출이 아니라는 것을 이야기하고 싶은 것입니다. 간은 에너지를 생산하고, 독성물질을 해독하는 일이 주 임무입니다.

간에서의 배출은 소화를 위한 담즙 배출의 경로를 통해 해독이 끝난 물질의 일부가 대변으로 빠르게 배출되기 위한 긴급 경로입니다. 우리가 일상에서 마주하는 대사 노폐물에 대해서 주 배출 경로가 간에서의 담즙으로 배출이라고 보기에는 무리가 있다는 이야기입니다. 물론 간 기능이 떨어지게 되면 지용성 독소가 해독되지 않기 때문에 몸에 독소로 인한 각종 문제가 생기게 됩니다. 그리고 우리의 몸은 그것들을 해결하기 위해 방법을 찾아낼 것입니다.

제가 생각하는 독소의 최종 배출지는 신장을 통한 소변입니다. 장과 간도 우리의 생명 유지를 위해서는 없어서는 안 되는 장기이지만, 디톡스라는 차원에서 살펴본 건강에 있어서 가장 중요한 장기는 신장이라고 생각합니다.

몸의 에너지를 높이는
신장 디톡스

디톡스라는 이야기는 많이 들어보셨을 것입니다. 여기저기 우리의 일상에서 디톡스 샵이 많이 생기고 있습니다. 하지만 이 디톡스라는 단어에 대해 명확하게 이해하고 있는 사람은 드뭅니다. 디톡스(detox)라는 단어는 독소를 제거한다는 뜻입니다.

우리가 디톡스를 잘하기 위해서는 디톡스가 필요한 이유와 디톡스를 하는 대상에 대한 인지가 필요합니다. 하지만 대다수의 디톡스 종사자분은 몸의 독소를 뺀다고 합니다. 그 독소의 이름도 모르고, 어떤 원리로 빠지는지도 모릅니다. 그냥 디톡스를 하면 나쁜 무언가가 빠져나간다고 합니다. 저는 디톡스의 필요성에는 공감하지만, 약사라는 입장에서는 더 명확해야 한다고 생각합니다. 그래서 이 책에서 독소의 정체와 독소를 배출하는 방법에 관해 이야기하고 있습니다.

우리는 나이가 들수록 몸이 나빠진다고 하는데, 사실은 나이가 드는 것과 몸이 나빠지는 것은 아무 상관이 없습니다. 오히려 나이가 들어도 건강한 사람들이 있습니다. 그러므로 나이와 아프다는 말 사이에 독소라는 개념이 들어가야 나이가 들어 아프다는 말이 성립되는 것입니다.

즉, 나이가 들수록 독소가 몸에 많아지고, 많아진 독소가 체내 환경의 변화를 일으킵니다. 세포 조직의 상태 등이 변화하게 됩니다. 그리고 그에 따라 생존을 위한 조절 기준이 달라집니다. 수치의 변화가 생기는 것입니다. 이것이 우리가 말하는 병입니다. 그러므로 몸에 독소가 없으면 우리는 아플 이유가 별로 없습니다. 그런데 살아가다 보니 독소가 생기기 때문에 몸이 아픈 것입니다. 아프기 때문에 우리는 그 통증에서 벗어나기 위해, 즉 건강을 되찾기 위해 독소를 제거하는 디톡스를 하는 것입니다.

신장 디톡스에 대해 반복적으로 계속 이야기하고 있는 이유는 여러분에게 생소한 개념일 수도 있고, 이제껏 가지고 있는 약이나 병에 대한 개념과는 다른 관점일 수 있기 때문입니다. 그래서 익숙해지기 위해서는 반복적인 설명이 필요합니다.

신장 디톡스에 대해 정리를 해보겠습니다.

1. 에너지 상승과 자연치유력

우리 몸의 에너지 상태가 상승하게 되고, 이것이 소모성이 아닌 내적으로 축적되는 소비의 방향성(휴식 상태를 통한 세포 재생력)을 갖게 되면, 우리의 몸은 우리가 원래 가지고 있는 자연치유 능력인 면역력을 높여서 스스로 몸의 회복을 돕습니다.

2. 독소 배출의 필요성

몸의 에너지 상태를 높이기 위해서는 에너지 생성을 방해하는 독소(대사 노폐물, 요산)를 몸 밖으로 배출해야 합니다.

3. 신장 기능과 혈액 상태

독소를 배출하는 기능을 가진 장기는 신장이며, 더 높은 수준의 에너지를 가지기 위해서는 신장 기능이 향상되어야 합니다. 신장 기능이 향상되어야만 혈액의 상태가 에너지를 더 잘 생성할 수 있는 상태가 되기 때문입니다. 혈액은 단순히 에너지 생성에만 영향을 끼치는 것뿐만 아니라, 독소의 배출에도 영향을 끼치기 때문에 인위적으로 조절하기보다는 신장 기능의 개선을 통한 자연스럽고 보다 높은 균형이 필요합니다.

4. 스트레스와 에너지 균형

에너지 생성량이 많아지더라도 스트레스로 인한 에너지의 소비량이 많아지면, 그것을 감당하기 위해 에너지 생성량을 억지로 더 높이게 되고, 그 결과 독소의 체내 농도가 매우 높아져 결과적으로는 에너지의 생성량이 급격히 줄어들게 됩니다.

5. 휴식의 중요성

급격히 에너지의 생성량이 줄어드는 것을 막기 위해서는 반드시 휴식이 필요하며, 휴식이라는 말의 의미는 뇌파의 안정을 의미합니다.

6. 신장과 뇌파의 관계

뇌파는 신경이라 말하고, 신경은 신장과 밀접한 연관 관계에 있습니다. 그러므로 질 좋은 휴식을 위해서는 신장의 기능 향상이 필요합니다.

7. 내적 치유력

여러분의 에너지를 내적인 치유력으로 사용한다는 것은 뇌파를 안정화시킨다는 말, 즉 휴식과 같은 말입니다.

종합적으로 말씀드리면, 신장의 기능 향상을 통해 체내 독소 배출이 증가하고 뇌파의 안정을 통한 휴식이 동시에 이루어질 때 여러분은 더 높은 수준의 에너지를 생성할 수 있으며, 이렇게 생성된 에너지가 내적으로 자연치유 능력으로 사용될 때 여러분은 더욱 건강한 상태를 유지할 수 있다는 것입니다.

신장 기능을 향상하는
신장 디톡스의 필요성

우리 몸의 질병에 대한 면역 반응은 질병 유전자의 발현이며, 이는 체내 독소의 영향을 받습니다. 결국 몸이 아프게 되는 것은 나이가 들어서가 아니라, 긴 시간에 걸쳐 몸에 쌓인 독소의 양이 많을 때 질병이 발생한다는 것입니다. 문제는 명확해졌습니다.

건강을 유지하려면 질병의 원인이 되는 독소가 생성되지 않도록 하거나, 생성되더라도 몸에 미치는 영향을 최소화해야 합니다. 독소가 많이 생성되어 몸에 영향을 미치면 해당 방어 기전이 작동하게 되어 있기에, 독소 양을 조절한다면 건강한 삶을 유지할 수 있습니다.

독소가 생성되지 않도록 하는 방법은 무엇일까요?

첫째, 독소 생성을 최소화하는 방법이 있습니다.

몸속 독소는 대사에서 발생하며, 대사는 생존을 위한 필수 활동입니다. 따라서 독소가 생기지 않는다는 것은 죽음을 의미하므로 있을 수 없습니다. 다만 우리는 노력에 따라 발생하는 대사산물의 양을 줄일 수 있습니다. 산소가 충분한 조건에서는 대사 시 생기는 독소 양이 줄어듭니다. 그러므로 충분한 호흡과 긴장하지 않고 이완하는 것이 중요합니다. 스트레스 상황보다는 기분 좋은 상태를 유지하는 것이 좋습니다. 같은 대사라도 기분 좋은 상태에서 생성되는 독소가 적습니다. 이것이 건강 유지의 첫 번째 방법입니다.

둘째, 생성된 독소를 제거하는 것입니다.

만들어진 독소를 최대한 제거하면 독소 양이 감소해 건강을 더 지킬 수 있습니다. 독소 생성을 최소화하는 것도 중요하지만, 이미 생성된 독소는 효과적으로 제거해야 합니다. 독소 제거를 우리는 '디톡스'라고 부릅니다. 잘 알려진 디톡스로는 장 디톡스, 간 디톡스, 신장 디톡스가 있습니다. 장 디톡스와 간 디톡스는 많이 알려져 있지만, 신장 디톡스는 생소할 것입니다.

신장 디톡스라는 말은 2014년 부터 제가 사용하기 시작한 개념으로, 디톡스의 개념을 정리하면서 필요성 때문에 만들어진 용어입니다. 신장 디톡스를 완성할 수 있는 물질 개발을 위해 10년 이상 연구해왔고, 개발된 특허 물질로 수많은 신장 환자와 신장 기능 약화 환자들을 도왔습니다.

면역력 책임지는 '신장 디톡스 3대장' 주목, 인터뷰 기사

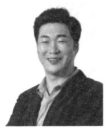

인터뷰 | 제품개발자 '이창현' 약사(전 제주시약사회장)

"사람을 살리는 제품을 만들고 싶었다"

약사로 오랜시간 약국을 경영해 온 이창현 약사는 당뇨와 고혈압 등 고질적인 병으로 고생하는 환자들을 많이 접했다.

"약으로 현 상태를 유지하는 것이 아니라 근본적으로 건강을 되찾아 줄 수 있는 제품을 만들고 싶었습니다. 여러 연구를 통해 주목한 것이 '신장'이었습니다"

이 약사는 몸의 모든 노폐물을 걸러내고 배출하는 역할을 하는 신장 이야말로 모든 건강의 핵심이라 확신했다.

국내외 여러 논문과 다방면의 연구를 통해 신장건강에 도움을 줄 수 있는 21가지 물질을 찾았다.

"좋은 성분을 찾았지만 높은 가격으로 대중화가 어려웠습니다. 그러 다 우연히 찾아낸 것이 '돌외'입니다. 요산을 녹여서 독소를 제거하는 돌외의 탁월한 효능이 여러 연구 를 통해 이미 입증되어 있었습니다"

출처 : 넥스트이코노미

약사로서 저의 목표는 세포실험, 동물실험, 특허, 논문, 인체적용시험 등 의 절차를 거쳐 전문가들도 인정할 수밖에 없는 결과를 만드는 것입니다. 현재 신장 기능 관련 식약처 인증과 의약품 개발도 진행 중에 있습니다.

신장 디톡스를 창시하게 된 동기는 기존의 장 디톡스와 간 디톡스가 불 완전하다는 것을 알게 되었기 때문입니다. 장 디톡스는 유산균을 복용해 장 건강을 개선함으로써 몸에 해로운 물질이 들어오지 않도록 방어하는 원리 를 기반으로 합니다. 하지만 엄밀히 말하면 이는 몸 안의 독소를 직접 배출 하는 것이 아니라, 독소가 생성되지 않도록 예방하는 방어적 개념입니다.

장에 있는 대변은 몸 안 독소가 아니라, 몸으로 흡수되지 않은 음식 찌

꺼기입니다. 오래 방치하면 장내 독가스가 증가해 체내로 유입될 수 있습니다. 따라서 장 디톡스는 이를 방지하지만, 몸 안 독소를 직접 제거하지는 않습니다.

간 디톡스는 간의 해독 작용을 통해 몸 안 독소를 무해한 형태로 변화시킵니다. 그러나 이것 또한 독소를 완벽하게 제거하는 것은 아닙니다. 독소의 유해성은 중화되지만, 그 자체를 완전히 없애지는 못합니다. 다시 말해, 몸 안에 무해한 찌꺼기가 여전히 존재하며, 이것은 근육을 딱딱하게 만드는 화학작용을 일으켜 장기의 기능 저하를 일으키거나 몸 안의 생태 환경에 영향을 마이크로바이옴의 생태 환경을 변화시킵니다.

마이크로바이옴의 변화는 대사산물의 변화로 이어지고, 미생물의 대사산물의 변화로 인해 뇌에서 인지하는 신호체계가 변화합니다. 엄밀하게 말하면 뇌가 질병 유전자의 발현을 조절하는 근본 원인은 독소이지만, 그것을 인지하는 신호체계는 마이크로바이옴 차원에서 이루어집니다.

간 디톡스의 효과로 유독한 성분들이 무해한 형태로 변할 수는 있지만, 무해한 찌꺼기를 완벽하게 배출하는 것은 아니기 때문에 마이크로바이옴의 생태 변화에 따른 기능 저하는 피할 수 없는 부분입니다. 이는 마치 플라스틱 그 자체가 독성을 가진 것은 아니지만, 플라스틱으로 인한 생태 변화로 인해 관련된 여러 산업의 변화가 생기는 것과 유사합니다. 우리 몸은 이런 점에서 소우주라고 말하는 것이 정확한 표현입니다.

간 디톡스의 결과로는 무해한 찌꺼기의 양이 늘어나는 것뿐만이 아닙니다. 간 디톡스를 잘하더라도 독소 양이 늘어날수록 간의 부담이 증가해 해독 기능이 떨어지게 되고, 결국 해독되지 못하는 독소의 양도 늘어나게 됩니다. 따라서 간 디톡스는 해독이라는 측면에서 분명한 효과가 있지만, 문제를 완벽하게 해결해주는 근본적인 방법은 되지 못하는 것입니다.

우리 몸에서 독소를 배출하는 방법은 대변, 소변, 땀, 침, 눈물, 콧물, 호흡 등으로 한정되어 있습니다. 대변은 몸 안의 독소 배출과는 거리가 멀기 때문에, 이를 제외하면 가장 효율적인 독소 배출 경로는 소변임을 알 수 있습니다. 땀을 통한 배출도 언급할 수 있겠지만, 생리학적으로 소변으로 배출되는 독소의 양은 85%에 이르는 반면, 땀과 호흡 등으로 배출되는 양은 합해도 15%에 불과합니다. 우리는 땀을 많이 흘리면 몸이 개운해진다고 이야기합니다. 만약 신장을 통해 소변으로 독소가 잘 배출된다면 얼마나 몸이 좋아질까요? 이것이 신장 디톡스의 핵심입니다.

즉, 신장을 통해 소변으로 독소를 효과적으로 배출하면, 체내 독소 양이 감소해 건강하게 살 수 있습니다. 그러나 아쉽게도 현재까지 신장 기능을 향상시키는 약물은 개발되지 않았습니다. 이것이 기술적으로 불가능해서인지, 아니면 의도적으로 만들지 않는 것인지는 알 수 없으나, 제 생각에는 후자일 가능성이 커 보입니다.

그 이유는 신장 기능을 향상하는 제품이 출시되면 고혈압약, 당뇨약 등 만성질환 치료제의 판매량이 매우 감소할 것이기 때문입니다. 과거 나일론 양말이 구멍이 나지 않아 재구매가 줄어들어 양말 회사가 망한 사례와 유사한 상황이 발생할 수 있습니다. 또한 휴대폰의 경우에도 일정 기간 사용 후 배터리 문제가 발생하는데, 이는 재구매를 유도하기 위한 설계로 알려져 있습니다. 고혈압약, 당뇨약 등도 한번 복용을 시작하면 지속해서 필요하며, 의사들 역시 이런 약물은 완치가 어려우므로 평생 복용해야 한다고 설명하곤 합니다.

만약 신장 기능을 회복시킬 수 있는 물질이 존재한다면, 우리는 체내 독소를 효과적으로 배출할 수 있을 것입니다. 체내 독소 양이 감소하면 대사 기능이 회복되고, 건강 관련 수치들이 개선될 수 있습니다. 건강을 되찾고 유지하는 가장 좋은 방법은 신장 기능을 향상해 독소를 배출하는 신장 디톡스입니다. 신장 디톡스가 가능해지려면 이를 실현할 수 있는 새로운 물질이 필요할 것입니다. 물론 이 책의 말미에는 특정 물질이 없이도 신장 기능을 회복시키는 방법이 소개되어 있습니다. 하지만 어떤 사람들에게는 그런 물질이 필요할 수도 있습니다. 약사인 저에게는 꼭 필요한 물질이지만, 아무도 개발하지 않고 있습니다. 그래서 저는 이것이 제 사명이라 여기고 개발을 시작하게 된 것입니다.

신장 디톡스의 핵심,
요산 수치 감소

사람과 같은 포유류는 항온동물입니다. 그래서 온도가 낮아지면 체온을 유지하기 위해 추가적인 에너지가 필요합니다. 추가 에너지를 만들기 위해 대사를 높이게 됩니다.

대사(metabolism)란 섭취한 영양분을 몸 안에서 분해하고 합성해 활동에 필요한 에너지를 만들고, 불필요한 물질은 몸 밖으로 배출하는 일련의 과정을 말합니다. 위키백과에서는 "물질대사(物質代謝, metabolism), 신진대사 또는 단순히 대사(代謝)는 생물의 세포에서 생명을 유지하기 위해 일어나는 모든 물질의 변화로, 생체 내 물질의 분해·합성과 같은 모든 화학 작용이다. 효소가 반응을 촉매하며, 대사를 통해 생물은 성장하고 번식하며, 구조를 유지하고 환경에 반응한다. 대사라는 단어는 소화와 세포 간에 물질 수송 등을 포함해 생물체 내에서 일어나는 모든 화학반응을 의미하기도 한다. 이 경우 세포 내에서 일어나는 반응 일부를 중간 대사(intermediary metabolism, intermediate metabolism)라 한다"라고 설명합니다. 또한, "대사는 대개 두 부류로 나뉜다. 이화작용(catabolism)은 세포 호흡을 통해 유기 분자를 분해하고 에너지를 얻는 반응이다. 동화작용(anabolism)은 에너지를 이용해 단백질이나 핵산과 같은 세포의 구성 성분을 합성하는 반응이다"라고 이야기합니다.

대사의 2가지 분류

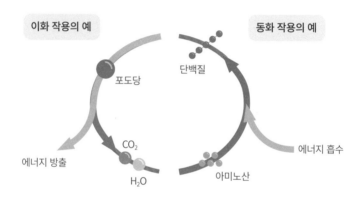

이화 작용의 예 / 동화 작용의 예
포도당 / 단백질
에너지 방출 / CO_2 / H_2O / 아미노산 / 에너지 흡수

대사는 몸에 받아들인 물질을 분해해 ATP라는 에너지를 얻는 이화작용과 ATP를 사용해 몸에 필요한 것을 만드는 동화작용으로 구분됩니다. 여기서 발생하는 분해산물을 제거하는 일까지 큰 의미에서 대사에 포함됩니다. 이러한 대사의 구체적인 부분은 몸을 구성하는 세포에서 일어납니다. 그래서 몸 전체를 이야기하는 '대사'와 세포 내에서 일어나는 '세포대사

(Cell metabolism)'를 구분하기도 합니다.

　우리가 섭취하는 음식으로 들어온 녹말, 셀룰로스, 단백질 등의 고분자 물질은 세포 내로 빠르게 흡수될 수 없기에, 세포대사에 이용되기 전에 더 작은 단위로 분해되어야 합니다. 이 과정이 소화입니다. 소화 과정에는 다당류를 단당류로 분해하는 글리코시데이스, 단백질을 아미노산으로 분해하는 단백질 가수분해 효소, 지방을 지방산과 글리세롤로 분해하는 라이페이스 등의 소화효소가 사용됩니다.

　탄수화물은 소화 과정을 통해 단당류 형태로 세포로 유입되어 ATP를 만드는 데 사용됩니다. 라이페이스에 의해 분해된 지방 또한 ATP를 생산하고, 단백질은 아미노산으로 분해되어 에너지원으로 사용됩니다. 이 과정에서 생성되는 대표적인 분해산물이 바로 요산과 이산화탄소입니다. ATP는 모든 세포에서 사용될 뿐만 아니라 살아 있는 모든 생물이 에너지 화폐로 사용합니다. 우리가 살아가는 데 사용하는 모든 에너지가 바로 ATP입니다.

　스트레스를 받는 위기 상황에서는 더 많은 에너지가 필요하므로, 그 순간 ATP를 더 많이 만들기 위한 행동을 하게 됩니다. 그리고 더 많이 만들어진 ATP로 필요한 것을 만들어냅니다. 이것이 생존을 위한 항상성을 위한 대사입니다. 이렇게 대사가 활성화되면 대사산물의 양도 많아집니다.

일시적으로 많아진 대사산물을 신속하게 처리하지 않는다면, 세포는 다음 ATP를 만들어내는 일에 대사산물의 악영향을 받게 됩니다. 즉, 대사산물의 높은 농도는 대사에 영향을 끼쳐 대사 속도를 떨어뜨리는 대사저하증과 연관된다는 말입니다.

이와 관련해 '혈청 요산 농도와 대사증후군과의 관련성[*]'이라는 논문의 결과를 살펴보면 다음과 같습니다.

◆

"대사증후군이 있는 환자의 평균 혈청 요산 농도는 5.69±1.64 mg/dL로 대사증후군이 없는 군의 4.97±1.30 mg/dL보다 의미있게 높았다($P<0.005$). 대사증후군의 구성요소의 수가 많은 경우가 적은 경우보다 유의하게 혈청 요산 농도가 높았으며($P<0.01$) 혈청 요산 농도의 증가와 대사증후군 구성요소의 수의 증가는 유의한 상관관계를 보였다($P<0.01$). 성별, 나이, 흡연, 운동, 총 콜레스테롤, 저밀도지질단백 콜레스테롤, C-반응성 단백 등의 혼란변수를 통제한 후에도 대사증후군이 있는 군이 없는 군에 비해 혈청 요산 수치가 유의하게 높았다[odd 1.494 (95% CI, 1.072~2.084)]."

◆

* 오현주 외, 혈청 요산 농도와 대사증후군과의 관련성, 가정의학 27권 9호, 2006, 699-705.

이와 관련해 전체적인 관점에서 관찰해보면, 체내 대사산물의 농도가 높아질수록 전체 ATP 생산량이 떨어진다는 것을 알 수 있습니다. ATP 생산량이 적어지면 스트레스 상황에서 항상성을 유지하기 어려워집니다. 그러면 어쩔 수 없이 항상성의 레벨을 낮추게 됩니다.

항상성 레벨이 달라졌다는 것은 생명 유지를 위한 혈액 속도, 심장박동 수, 체액의 pH 등이 달라졌음을 의미합니다. 그리고 검사상에 이런 상태가 관찰되면 우리는 이를 병이라고 말합니다. 이런 원리에 따르면, 항상성이 떨어진 상황에서 회복하기 위해서는 더 많은 ATP가 필요합니다.

우리 몸을 구성하는 세포 수는 최소 30조 개에서 최대 100조 개 정도라고 합니다. 그리고 한 세포 안에는 대략 10억 개의 ATP 분자가 존재한다고 합니다. 정말 많은 숫자입니다. 하지만 이렇게 무수히 많은 ATP를 세포는 약 2분이면 다 소진할 수 있습니다. 사용량도 엄청납니다. 그래서 세포 생활에서 ATP 양은 매우 중요합니다.

ATP는 화폐와 같기 때문에, 경제적 개념으로 생각해보면 이해가 쉽습니다. 몇십조 개 이상의 엄청난 숫자의 세포와, 그 각각의 세포에서 종일 사용하는 엄청난 양의 ATP를 생각하면 인체는 정말 경이로울 수밖에 없습니다. 그렇기에 어떤 순간에도 생명을 유지하기 위해 스스로 알아서 유지할 것입니다. 우리는 단지 변화의 양상을 관찰하고 그 핵심을 알아차림으로써 건강할 수 있습니다. 그것이 바로 신장 기능 회복을 통한 요산 수치 감소라고 말하는 것입니다.

스웨덴 카롤린스카 연구소는 100세 장수에 대한 과학적 지표를 찾기 위해 64세 이상 스웨덴 노인 약 4만 명을 대상으로 약 35년간 추적 관찰했습니다.[*] 이들 중 2.7%인 1,224명이 100세에 도달했는데, 혈액에서 측정한 염증, 대사, 간 기능, 신장 기능, 빈혈, 영양 상태 등과 관련 있는 12가지 지표를 100세 도달 여부와 비교 분석했더니 가장 두드러진 차이를 보인 3가지 지표가 있었습니다. 바로 요산, 혈당, 크레아티닌이었습니다.

100세 도달에 큰 영향을 주는 요인

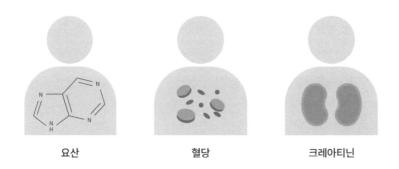

요산   혈당   크레아티닌

---

[*] Murata, S., Koothuis, A.J.J., Veldhuizen, I. et al. Baseline factors and effects of 30-year follow-up on survival among Swedish centenarians. Gerontology (2021).

100세에 도달한 사람들은 그렇지 못한 이들에 비해 이 3가지 지표 수치가 확실히 낮았습니다. 특히 요산 수치가 가장 낮은 사람들은 가장 높은 이들에 비해 100세 도달 가능성이 2배나 높았습니다. 무라타 슌스케 스웨덴 카롤린스카연구소 박사는 "연구에서 사용한 지표들이 100세 도달 가능성을 조사해본 결과, 결론적으로 100세가 되는 것과 요산의 관련성이 있는 것으로 나타났다"라고 이 연구 내용을 결론지었습니다.

혈당은 대사, 요산과 크레아티닌은 염증과 신장 기능으로 볼 때, 장수에 있어 중요한 지표는 대사와 신장 상태, 그리고 염증이라는 것이 밝혀진 셈입니다. 저는 이 책에서 대사, 염증, 신장 기능이 요산과 밀접하게 연결되어 있어 결국 이 모든 문제를 요산으로 설명하고, 요산으로 해결할 수 있다고 말하고 있습니다. 이것이 바로 신장 디톡스의 핵심 내용입니다.

진정한 무병장수의 핵심 열쇠,
신장 디톡스

　무병이라는 말은 단순히 우리가 이야기하는 질병이 없는 상태를 의미하는 것이 아닙니다. 질병이 없는 상태를 넘어서, 마음의 상태까지 이야기하는 것입니다. 죽음을 눈앞에 두고 있을 때 자기 삶에 후회하지 않을 자신이 있나요? 자기 삶에 대한 후회 없이 감사하며 당당하게 책임지는 상태를 진정한 무병이라고 부릅니다. 이 마음의 상태는 자신의 존재가 누군가를 살리는 데 기여한다는 자각에서 비롯됩니다.

　혼자 살기 위한 생존이 아닌, 함께 살기 위한 생존에서 자신의 가치를 깨닫고 의식이 계속 성장하며 뇌가 진화하는 것입니다. 주어진 현실에서 선택의 방법은 다양하지만, 살리겠다는 마음은 나의 생존과 연결되어 있어야 합니다. 이 마음으로 자기 삶을 온전히 살아가는 것이며, 누군가의 삶을 절대적으로 대신하지 않습니다. 이런 삶을 살아온 사람은 죽음 앞에서도 당당할 수 있습니다. 죽음은 인생의 종지부일 뿐, 영생으로의 관문일 뿐이라는 것을 알기 때문입니다.

영생이란 영원히 사는 생명의 개념이 아니라, 보이지 않는 세상의 원리에 따라 그냥 이 우주에 존재하게 된다는 뜻입니다. 어제 내린 비가 아침에 고여 있다가 오후에 말라서 사라진다고 해서 비가 죽은 것이 아니라는 것은 다 알고 있습니다. 생명도 그러하다는 것을 아는 것이 영생의 개념입니다. 생명은 육체가 없어져도 기(氣)를 통해 영원히 존재한다는 것을 알고 있습니다. 이것은 과학적인 에너지 법칙에 따라 이해됩니다.

우리 몸의 장기인 신장은 이러한 개념들을 포함하고 있습니다. 단순하게 육체의 독소를 배출하는 기능뿐만 아니라 기(氣)의 통로가 되어 정신적, 영적 건강과도 연계되는 중요한 역할을 합니다. 그러므로 신장은 진정한 무병장수의 핵심 열쇠입니다.

현실에서 일어나는 모든 현상의 실체는 기(氣)이며, 그 기(氣)의 근원은 마음입니다. 마음먹기에 따라서 기운의 질과 양이 달라지고, 그것은 어떤 현상이 생기는 것이 그대로 반영이 됩니다. 몸 안에서 일어나는 현상에도 그러하고, 몸 밖에서 일어나는 현상에도 그러합니다. 결국 모든 것은 마음에서 만들어지는 것인데, 마음은 그냥 알게 되는 부분입니다. 그래서 명상은 참 어렵습니다. 그냥 알게 되기 위해서는 스승이 필요합니다. 스승의 앎

이 기운을 타고 제자에게 녹아 들어가 알게 합니다.

마음과 마음은 기(氣)운으로 연결이 되고, 또 기(氣)운을 통해 현상으로 드러납니다. 이러한 과정에서 자각을 통해 새로운 자신과 만나게 되면서 생명에 대한 본질적인 개념을 알게 되고, 의식이 커져 홍익을 받아들이게 되고 그 마음으로 살아가게 됩니다. 이렇게 한 개인의 삶이 진화하게 되고, 이러한 진화가 모여 인류가 진화하고, 지구가 진화합니다. 새 생명을 얻게 되는 것입니다. 이 모든 것이 신장 디톡스에서 시작합니다. 신장 디톡스의 진정한 의미는 이렇게 거창한 것입니다.

콩팥의 주요 기능

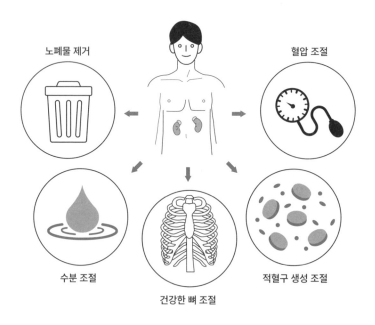

생활에서 쉽게 실천하는
신장 디톡스 방법

일상에서 건강에 대해 이야기하는 수많은 전문가들이 있습니다. 그리고 그들 또한 신장의 중요성을 이야기합니다. 신장의 중요성은 시간이 지날수록 더 많은 전문가들이 이야기하고 있습니다. 그리고 각자의 위치에서 여러 가지 방법들을 제시하고 있습니다. 저는 제가 이야기하는 신장 관리에 대한 부분과 다른 전문가들이 이야기하는 신장 관리에 대한 부분을 차별화하기 위해 신장 디톡스라는 용어를 처음으로 사용하기 시작했습니다.

신장 디톡스는 신장 관리와는 바라보는 시선이 다른 개념입니다. 현재 나빠진 신장을 위해 우리가 도움을 줄 수 있는 여러 가지 방법을 제시하는 것이 신장 관리법이라면, 신장 디톡스는 신장이 나빠진 근본 원인을 이야기하고 그것에서 벗어날 방법을 제안하고 있습니다.

신장 디톡스는 우리들이 삶을 살아가는 동안 접하게 되는 스트레스 상황과 그 상황에서 일어나는 스트레스 반응, 그리고 대사산물인 요산에 의해 건강이 나빠지는 것을 이야기하고 있습니다. 사실 신장 디톡스의 최상위 개념은 삶에 대한 우리의 의식입니다. 이는 단순해 보이지만 실제로는 복잡한 주제입니다. 그래서 저는 제대로 된 신장 디톡스를 할 수 있는 방법을 오랜 시간 연구했습니다. 그 연구의 결과물이 뒷부분에서 이야기할 돌외에 대한 이야기, 스트레칭 동작과 호흡법, 그리고 명상에 대한 것입니다.

하지만 우리가 이유 모를 통증으로 힘들 때, 통증의 원인을 찾아서 해결하는 것도 중요하지만, 통증 자체를 해결하는 것도 중요한 일입니다. 그래서 저는 나빠진 신장을 빠르게 회복하기 위해서는 일상에서의 제대로 된 신장 관리도 필수라고 생각합니다.

그래서 건강 전문가이자 방송인, 57만 유튜버 박민수 박사님(의사, 의학박사)의 유튜브에서 이야기한 신장 관리를 위한 7가지 실천법을 소개하려고 합니다.*

---

* 유튜브 '박민수박사', '해독의 장기 신장 디톡스. 신장을 해독해야 몸이 정화된다!'

신장 디톡스를 위한 7가지 실천 방법

1. 싱겁게 먹기

나트륨 과다 섭취는 신장에 큰 부담을 줍니다. 하루 나트륨 섭취량을 1,500mg 이하로 제한하는 것이 좋습니다. 실제로 음식을 먹을 때 젓가락으로 집어 먹으면 소금 섭취를 획기적으로 줄일 수 있습니다. 이는 우리나라 사람들의 주된 나트륨 섭취원이 국물이기 때문입니다.

2. 저혈당지수 식품 섭취

혈당지수가 높은 음식은 신장 사구체에 부담을 줍니다. 껍질째 먹는 과일, 색깔이 있는 채소 등 혈당지수가 낮은 음식을 선택하세요. 설탕이 많이 든 음식이나 가공 주스는 피하는 것이 좋습니다.

3. 불필요한 약물 제한

필요 이상의 약물 섭취는 신장에 부담을 줍니다. 특히 진통제를 장기적으로 복용하는 것은 피해야 합니다. 또한 검증되지 않은 민간 약재나 보조제는 신장에 독성으로 작용할 수 있으므로 주의해야 합니다.

4. 적절한 운동

규칙적인 운동은 신장 기능을 유지하는 데 도움이 됩니다. 주 3회, 30분 이상의 운동을 권장합니다. 단, 과도한 운동은 오히려 신장에 부담을 줄 수 있으므로 적당히 해야 합니다.

5. 건강한 생활 습관

술과 담배는 신장에 해로운 대표적인 물질입니다. 가능하다면 줄이거나 끊는 것이 좋습니다.

6. 신장에 좋은 영양 섭취

시금치, 베리류, 올리브오일, 달걀, 양파, 마늘, 브로콜리 등은 신장 기능에 도움이 되는 식품입니다. 다양한 색깔의 과일과 채소를 골고루 섭취하는 것이 좋습니다.

7. 충분한 수분 섭취

물은 신장 기능을 유지하는 데 필수적입니다. 하루 8잔 이상의 물을 마시는 것이 좋지만, 개인의 상태에 따라 적정 수분 섭취량이 다를 수 있으므로 의사와 상담하는 것이 좋습니다.

신장은 우리 몸의 노폐물을 걸러주는 대표적인 해독 기관이며, 수분 조절과 전해질 농도 조절을 통해 몸의 항상성을 유지하는 핵심 기관입니다. 이렇게 중요한 신장이 우리가 일상적으로 먹는 음식, 마시는 물, 심지어 호흡하는 공기까지 다양한 오염원에 노출되어 있어 신장의 부담은 나날이 커지고 있습니다.

신장이 망가지는 근본적인 원인과 연결되어 있는 우리의 의식과 스트레스에 대한 것은 교정하기가 어려운 부분도 있습니다. 그러나 일상의 행동 습관은 조금만 노력하면 개선이 가능합니다. 자신의 건강은 자신의 책임하에 있습니다. 스스로를 살리고자 할 때 우리는 보다 건강한 삶을 살아갈 수 있는 것입니다.

이 방법들을 일상생활에서 꾸준히 실천하면 신장의 기능이 더 나빠지는 것을 예방할 수 있습니다. 신장은 우리 몸의 중요한 정화 기관이므로, 평소에 관리하는 것이 매우 중요합니다.

Part 5

신장을 회복시키는
돌외의 발견

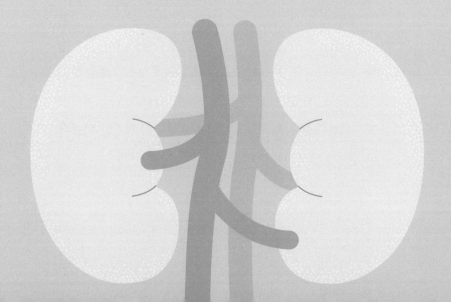

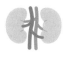

망가진 신장을 고치는
돌외

신장이 망가졌다는 말은 신장이 부서졌다는 뜻이 아니라, 신장에 독소가 붙어서 원래의 제 기능을 하지 못하게 방해받고 있다는 뜻입니다. 따라서 신장의 기능을 방해하는 독소만 제거해주면 신장은 얼마든지 회복할 수 있습니다. 하지만 그 역할을 하는 물질을 아직 발견하지 못했기 때문에 현대 의학에서는 고칠 수 없는 불치의 병이라고 하는 것입니다.

하지만 이 신비로운 자연계에 신장의 기능을 회복시킬 수 있는 물질이 없다는 것은 말이 되지 않습니다. 다만 우리가 아직 찾지 못했을 뿐입니다. 저는 그것을 제주도 자생약초인 돌외(Gynostemma pentaphyllum)에서 발견했고, 그것을 상품화했습니다. 돌외라는 약초를 우연히 발견한 덕분에 신장 디톡스라는 새로운 영역이 만들어진 것입니다.

서로 다른 물질의 경계면이 붙어 있는 부분을 '계면'이라고 합니다. 이러한 계면의 활성도가 낮을수록 두 물질은 붙어 있는 힘이 강해집니다. 그래서 계면활성도가 낮은 두 물질이 붙어 있는 상태일 때 계면을 활성화시키는 물질을 사용해 계면활성도를 높입니다. 그러면 붙어 있던 두 물질은 서로 떨어지게 됩니다.

사포닌(saponin)은 물에 녹였을 때 비누처럼 거품을 내는 물질로, 그리스어 'sapona'에서 유래되었습니다. 물에 녹여서 휘저으면 거품이 생기는 현상을 지닌 물질로, 비누(soap)처럼 미세한 거품을 낸다고 해 붙여진 이름입니다. 거품이 이는 성질을 '계면활성'이라고 하며, 사포닌은 천연 계면활성제로서 비누처럼 때를 벗겨내는 역할을 하는 복용 가능한 성분입니다. 그래서 사포닌 종류를 복용했을 때 체내에 존재하는 독소들이 붙어 있던 상태에서 계면활성으로 인해 혈액 중으로 분리되어 나와 제거될 확률이 높아지게 됩니다.

접시에 묻은 기름때는 주방세제를 이용해서 제거할 수 있습니다. 미용의 목적으로 손톱에 바른 매니큐어는 아세톤으로 제거할 수 있습니다. 벽에 칠한 페인트는 시너로 제거할 수 있으며, 옷에 묻은 얼룩은 세탁세제로 제거할 수 있습니다. 그러면 체내에 혈관이나 장기, 세포들에 붙어 있는 요산은 무엇으로 제거할 수 있을까요? 흙에서의 요산은 비료가 됩니다. 그렇다는 것은 요산을 분해할 수 있는 어떤 것이 존재한다는 의미입니다.

제가 생각한 신장 디톡스의 개념은 신장에 붙어 있는 독소를 제거할 수 있는 계면활성제가 있다면 신장의 기능을 회복시킬 수 있을 것이고, 그렇게 되면 혈액이 정화되고 체내 환경이 개선되어 우리 몸이 더 건강해질 거라는 것입니다. 그리고 아직 발견하지 못한 계면활성제는 찾아보면 반드시 이 지구상에 존재할 것이라는 믿음이 있었습니다. 그래서 그것을 찾기 시작했습니다.

없다고 생각하면 찾기 힘듭니다만, 있다고 생각하면 찾을 수 있습니다. 세상에 존재하는 모든 문제가 다 이렇습니다. 아무리 어려운 문제라도 답이 있다고 믿고 답을 찾다 보면 찾아지게 되어 있습니다. 현대 의학은 요산에 대한 문제에서 답이 없다고 이미 규정했기 때문에 답이 없었던 것일 뿐입니다.

이러한 믿음 안에서 결국 발견하게 된 신장 디톡스의 정답은 국내에서는 제주도에서 자생한다고 알려진 '돌외'라는 약초였습니다. 돌외에는 수십 종 이상의 지페노사이드 계열의 사포닌을 함유하고 있는데, 이 사포닌의 복합체가 체내 축적된 요산을 녹여서 소변으로 배출시킨다는 약리와 관련된 문구를 찾았던 것입니다.

세상에는 수많은 과학자가 존재하고, 그들 중에는 새로운 것을 창조해 내는 사람들도 있습니다. 하지만 그 실체를 들여다보면 새로운 발명이란 새로운 발견을 통해서 일어나게 됩니다. 발견은 찾고자 하는 사람의 눈에 보이게 됩니다. 왜냐하면 찾을 생각이 없는 사람은 봐도 그것이 무엇인지 알 수가 없기 때문이죠. 저는 신장 디톡스를 가능하게 할 수 있는 물질이 있을 거라고 믿었고, 그것을 발견했을 뿐입니다.

새로운 발견을 위해서는 그것이 존재할 것이라는 믿음이 가장 중요합니다. 세상에는 아직 우리가 모르는 사실들이 너무나 많이 존재하기 때문에 답이 없다고 단정 지을 수 없으며, 그렇기에 합리적으로 추론해보면 언제나 답은 존재할 것으로 생각합니다. 신장 디톡스를 가능하게 해준 돌외는 요산이라는 물질이 존재하기에 그것과 반응하는 물질이 있을 거라는 합리적인 추론에서 비롯된 발견이었습니다.

저는 이 발견이 인류의 건강을 향상하는 데 큰 역할을 할 것이라고 믿습니다. 그만큼 망가진 신장을 회복시킨다는 것은 우리가 삶을 건강하게 살아가는 데 있어 너무나 중요한 일이기 때문입니다.

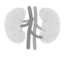

현대 과학이 입증한 자연의 선물, 돌외의 효능

돌외는 한국의 울릉도와 제주도에 자생하는 박과의 덩굴성 식물로, 최근 그 놀라운 건강 증진 효과로 과학계의 주목을 받고 있습니다. 동아시아 전통 의학에서 '불로초'로 불리며, 오랫동안 활용되어온 이 식물이 현대 과학의 엄격한 검증을 통해 그 효능을 인정받고 있는 것입니다.

국내 유일의 제주산 돌외밭

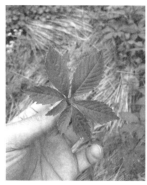
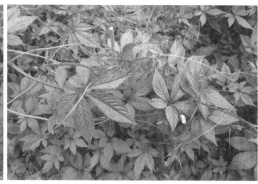

돌외의 항암 및 항산화 효과는 여러 연구를 통해 입증되고 있습니다. Piao 등(2012)[*]의 연구에 따르면, 돌외에서 추출한 지페노사이드는 인간 구강암 세포의 성장을 억제하고, 세포 사멸(apoptosis)을 유도합니다. 특히 주목할 만한 점은 이 과정이 미토콘드리아 경로를 통해 이루어진다는 것입니다. 이는 돌외가 단순히 세포 성장을 억제하는 것이 아니라, 세포 내 에너지 대사의 중심인 미토콘드리아에 직접 작용해 암세포를 제거한다는 것을 의미합니다. 이러한 메커니즘은 돌외가 다른 유형의 암에도 효과가 있을 가능성을 시사하며, 향후 암 예방 및 치료 분야에서 돌외의 잠재적 활용 가능성을 보여줍니다.

요산배출에 도움을 주는 돌외 사포닌 - 지페노사이드

---

[*] Piao et al. (2012). Gypenosides inhibit the growth of human oral cancer cells by inducing apoptosis via mitochondria pathway. Archives of Oral Biology, 57(8), 1011-1017.

대사 조절 효과 또한 돌외의 주목할 만한 특성 중 하나입니다. Gauhar 등(2012)*의 연구는 열처리된 돌외 추출물이 비만 유전자 결핍(ob/ob) 쥐에서 AMP-활성화 단백질 키나아제(AMPK)를 활성화시켜 비만을 개선한다는 것을 보여줍니다. AMPK는 세포의 에너지 센서 역할을 하는 효소로, 그 활성화는 지방 산화를 촉진하고 지방 합성을 억제합니다. 이는 돌외가 단순히 체중 감소를 유도하는 것이 아니라, 체내 에너지 대사의 근본적인 조절에 관여한다는 것을 의미합니다. 이러한 작용 메커니즘은 돌외가 비만뿐만 아니라 제2형 당뇨병, 대사증후군 등 다양한 대사 질환의 예방과 관리에 효과적일 수 있음을 시사합니다.

돌외의 여러 가지 효능

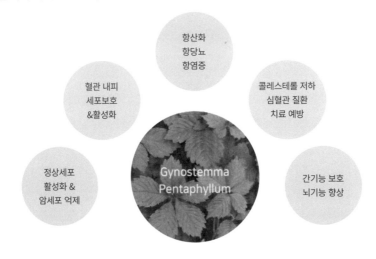

---

* Gauhar et al. (2012). Heat-processed Gynostemma pentaphyllum extract improves obesity in ob/ob mice by activating AMP-activated protein kinase. Biotechnology Letters, 34(9), 1607–1616.

돌외의 신경 보호 효과 역시 주목할 만합니다. Kang 등(2015)[*]의 연구에서는 MPTP로 유도된 파킨슨병 쥐 모델에서 돌외 추출물의 효과를 조사했습니다. 결과는 매우 고무적이었습니다. 돌외 추출물은 도파민성 뉴런의 손실을 현저히 감소시켰고, 운동 기능 장애를 개선했습니다. 더욱 흥미로운 점은 이러한 효과가 여러 경로를 통해 이루어진다는 것입니다. 돌외는 항산화 효소의 활성을 증가시키고, 염증 반응을 억제하며, 미토콘드리아 기능을 개선하는 등 다양한 메커니즘을 통해 신경 보호 효과를 나타냈습니다. 이는 돌외가 파킨슨병뿐만 아니라 알츠하이머병 등 다른 신경퇴행성 질환의 예방이나 치료에도 잠재적으로 활용될 수 있음을 시사합니다.

신장 건강과 관련해서도 돌외는 주목할 만한 효과를 보여줍니다. Wang 등(2016)[**]의 임상 시험은 무작위, 이중맹검, 위약 대조 시험으로 진행되어 과학적 신뢰도가 매우 높습니다. 연구 결과, 돌외 추출물을 섭취한 고요산혈증 환자들의 혈청 요산 수치가 유의하게 감소했습니다. 특히 주목할 만한 점은 이러한 효과가 부작용 없이 나타났다는 것입니다. 이는 돌외가 안전하면서도 효과적인 고요산혈증 관리 방법이 될 수 있음을 시사합니다.

---

[*] Kang et al. (2015). Neuroprotective effects of Gynostemma pentaphyllum extract on MPTP-induced Parkinson's disease mouse model: Involvement of multiple pathways. Journal of Functional Foods, 19, 193-204.

[**] Wang et al. (2016). Gynostemma pentaphyllum reduces serum uric acid levels in hyperuricemic patients: A randomized, double-blind, placebo-controlled trial. Phytomedicine, 23(13), 1642-1650.

더불어 Tan 등(2016)[*]의 연구는 돌외의 당뇨병성 신증 개선 효과에 대한 심도 있는 이해를 제공합니다. 이 연구에서 돌외는 스트렙토조토신으로 유도된 당뇨병성 신증 쥐 모델에서 신장 손상을 현저히 완화했습니다. 특히, 돌외는 NF-κB와 TGF-β1 신호 전달 경로를 억제함으로써 이러한 효과를 나타냈습니다. 이 두 경로는 염증과 섬유화에 중요한 역할을 하는 것으로 알려져 있어, 돌외가 단순히 증상을 완화하는 것이 아니라 질병의 근본적인 메커니즘에 작용한다는 것을 보여줍니다.

이 과학적 증거들은 돌외가 단순한 민간요법을 넘어, 다양한 질병의 예방과 관리에 활용될 수 있는 큰 잠재력을 가지고 있음을 보여줍니다. 특히 현대인의 주요 건강 문제인 암, 대사 질환, 신경퇴행성 질환, 신장 질환 등에 대해 돌외가 다면적이고 효과적인 접근 방식을 제공한다는 점은 매우 고무적입니다.

그러나 이러한 연구 결과들을 임상에 직접 적용하기 위해서는 더 많은 대규모 인체 연구가 필요합니다. 특히 장기간 섭취 시의 안전성, 최적 섭취량, 다른 약물과의 상호작용 등에 관한 추가 연구가 필요할 것입니다. 또한, 돌외의 효과가 개인의 유전적 배경이나 생활 방식에 따라 어떻게 달라

---

[*] Tan et al. (2016). Gynostemma pentaphyllum alleviates renal injury in streptozotocin-induced diabetic rats: Involvement of suppression of NF-κB and TGF-β1 signaling pathways. Phytomedicine, 23(13), 1651-1660.

지는지에 대해서도 연구가 필요할 것입니다.

결론적으로, 돌외는 현대 과학이 입증한 자연의 선물이라고 할 수 있습니다. 다양한 생리활성 물질을 포함하고 있는 이 식물은 여러 가지 건강 문제에 대해 종합적인 접근 방식을 제공합니다. 앞으로도 계속해서 연구되고 활용될 가치가 충분해 보이며, 인류의 건강한 미래를 위한 희망찬 신호라고 할 수 있을 것입니다. 돌외를 통해 우리는 자연과 과학의 조화로운 만남을 목격하고 있으며, 이는 현대 의학의 새로운 지평을 열어갈 가능성을 보여줍니다.

신장 디톡스에 효과적인
돌외 특허 출원

2020년 11월, 코로나 바이러스에 의해 일상의 생활이 망가지던 시절, 돌외의 주요 자생지인 제주도에서는 제주테크노파크 생물종다양성연구소의 김기옥 박사팀과 한국한의학연구원 한의기술응용센터의 마진열 박사팀이 돌외 추출물에서 강력한 항바이러스 효과를 발견해 특허를 출원한 바 있습니다. 바이러스에 대한 두려움이 컸던 시기라 특허 출원에 대한 내용은 상당히 반가운 소식이었고, 이러한 연구 결과는 돌외에 대한 지속적인 관심을 가진 사람들이 있기에 가능한 것이었습니다. 물론 저도 그런 사람들 중에 한 명입니다.

돌외는 오랫동안 동아시아 전통 의학에서 사용되어왔지만, 최근 들어 현대 과학의 주목을 받고 있습니다. 특히 특허 출원을 통해 그 가치가 공식적으로 인정받고 있다는 점은 주목할 만합니다.

저는 약 14년 전부터 돌외의 잠재력, 특히 신장 건강과 관련된 가능성에 주목해왔습니다. 신장 기능 개선, 특히 요산 제거를 위한 천연 계면활성제를 찾는 과정에서 돌외를 발견하게 되었고, 다양한 실험을 통해 돌외가 신장 디톡스에 효과적이라고 확신하게 되었습니다.

저의 연구는 단순한 가설에 그치지 않고 실험을 통해 객관적으로 입증되었으며, 그 결과로 여러 건의 특허 출원과 등록에 성공했습니다. 현재 돌외 관련 10여 개 이상의 특허를 보유하고 있는데, 이는 개인이나 단일 회사로서는 매우 드문 경우입니다. 이는 돌외 연구 분야에서 제가 선도적인 위치에 있음을 보여주는 지표라고 할 수 있습니다.

우리나라 특허청의 공식 검색 사이트인 키프리스(KIPRIS)에서 '돌외'와 '이창현'을 키워드로 검색하면, 이창현의 다양한 돌외 관련 특허를 확인할 수 있습니다. 그중 특히 주목할 만한 특허는 다음과 같습니다.

~~~~~~

1. 돌외 발효 분말을 이용하여 신장 기능 개선 효과를 갖는 식품용 조성물(Food composition for improving kidney function using fermented powder of Gynostemma pentaphyllum)

이 특허는 돌외를 발효시켜 만든 분말이 신장 기능을 개선하는 데 효과가 있음을 입증하고, 이를 향후 의약품 정제 타입의 원료로 활용할 수 있는 방법을 제시합니다. 발효 과정을 통해 돌외의 유효 성분을 정제하고, 생체이용률을 높임으로써 신장 기능 개선 효과를 극대화하는 기술을 포함하고 있습니다.

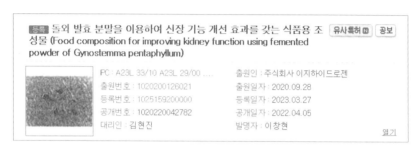

2. 항염증 조성물(Anti-inflammatory composition)

이 특허는 돌외 증류액의 항염증 효과를 입증하는 내용입니다. 염증 반응을 충분히 조절할 수 있도록 돌외 증류액을 개발하면서 실험한 근거를 기반으로 특허를 출원, 등록하게 되었습니다.

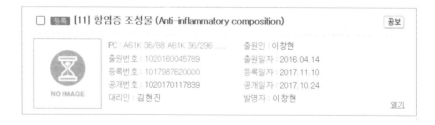

3. 신장기능 개선 효과를 갖는 식품용 조성물(Food composition for improving kidney function)

이 특허는 돌외 증류액이 신장 기능을 개선하는 효과가 있음을 입증하고, 이를 개별 인정형 기능성 원료로 개발하기 위한 초석으로 등록한 특허입니다. 특히 국내에서는 대용량으로 시도되지 않았던 고온 고압 증류 방식으로 추출한 돌외 증류액의 신장 보호 효과에 초점을 맞추고 있습니다.

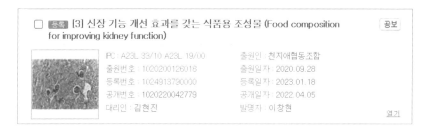

4. 간 기능 개선 효과를 갖는 식품 조성물(Food composition for improving liver function)

이 특허는 신장 기능 개선과 연계해서 간 기능이 개선되는 것을 확인한 후 등록한 특허입니다. 특히 간에서 이루어지는 해독 기능과 관련해 환원형 글루타치온 수치가 증가하는 것을 확인했고, 이는 독소를 해독하는 간의 부담을 현저히 줄여주는 것으로 나타났습니다.

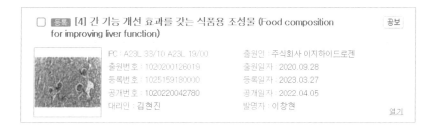

5. 요산 수치 감소 효과를 갖는 식품용 조성물(Food composition for reducing uric acid levels)

이 특허는 사실상 가장 핵심 특허라고 할 수 있습니다. 신장 디톡스를 위해서는 제일 중요한 것인 요산 수치를 감소시키는 것인데, 저는 요산 수치를 감소시키는 물질을 개발해낸 것입니다.

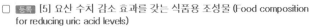

☐ [등록] [5] 요산 수치 감소 효과를 갖는 식품용 조성물 (Food composition for reducing uric acid levels) [공보]

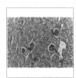

IPC : A23L 33/10 A23L 19/00	출원인 : 주식회사 이지하이드로젠
출원번호 : 1020200126020	출원일자 : 2020.09.28
등록번호 : 1025159190000	등록일자 : 2023.03.27
공개번호 : 1020220042781	공개일자 : 2022.04.05
대리인 : 김현진	발명자 : 이창현

열기

이 특허들은 돌외의 다양한 건강 증진 효과를 과학적으로 입증하고, 이를 실용화할 수 있는 방법을 제시합니다. 특히 신장 기능 개선, 항염증, 항산화, 대사 조절 등 현대인의 주요 건강 문제를 해결할 수 있는 가능성을 보여줍니다.

결론적으로, 저의 돌외 관련 특허들은 전통 지식과 현대 과학의 융합을 통해 새로운 건강 솔루션을 제시하고 있습니다. 이는 돌외가 단순한 민간 요법을 넘어 과학적으로 검증된 건강 증진 소재로 발전할 수 있음을 보여줍니다. 앞으로 이러한 연구 결과들이 실제 제품 개발로 이어져 많은 사람의 건강 증진에 기여할 수 있기를 기대합니다.

돌외와 관련한 필자(회사)의 특허 현황

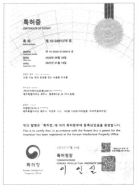
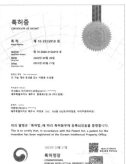
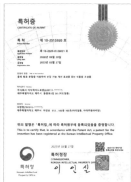
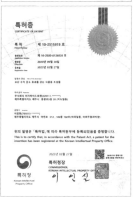
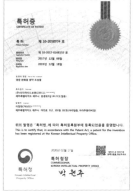

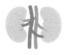

신장 기능을 개선하는
돌외 증류액의 효능

아마도 여러분은 호박이 붓기에 좋다는 사실을 다 알고 있을 것입니다. 하지만 붓기에 좋다고 알려진 호박이 어떤 호박인지에 대해서 구체적으로 알고 있는 사람은 거의 없을 것입니다.

실험실에서 이루어지는 실험은 다양한 방법으로 추출물을 얻습니다. 그것은 실험실만의 노하우일 수도 있고, 이미 알려진 방법일 수도 있습니다. 하지만 분명한 것은 똑같은 재료를 가지고 어떤 식으로 가공하는가에 따라서 실험의 결과가 달라질 수 있다는 것입니다.

다음 중 붓기에 좋은 호박은 어떤 상태의 호박일까요?

① 생호박 ② 찐 호박 ③ 삶은 호박 ④ 구운 호박 ⑤ 호박즙

아마 ⑤번인 호박즙을 선택하시는 분들이 많을 것입니다. 하지만 호박즙은 먹기 편리한 형태로 가공된 것일 뿐, 그것이 더 좋은 효과를 가졌다는 것에 대한 어떤 근거도 존재하지 않습니다. 그러므로 제품을 연구하는 입장에서는 다양한 방식을 고려하고, 각종 실험을 통해 더 나은 서비스를 제공할 수 있는 상태로 연구 개발을 지속해나가야 합니다.

이미 알려진 돌외의 효능에서 저에게 필요한 것은 신장 기능 개선과 관련한 효능이었습니다. 또한 아픈 사람들이 복용했을 때 문제가 생기지 않는 방식을 고려해야 했습니다. 100명의 환자가 먹어서 99명이 좋아졌다고 하더라도 1명이 사망한다면 그것은 폐기해야 하는 제품이기 때문입니다. 특히 신장 기능이 나빠진 사람은 대부분 중증의 병을 가지고 있을 가능성이 큽니다. 면역력이 떨어져 있고, 각종 처방 약을 먹고 있는 상태일 수가 있습니다. 그렇기에 약사 입장에서 여러 중요한 포인트를 가지고 고민하며 연구했고, 그 결과 저는 돌외를 고온 고압으로 가공해 증류 한약의 형태로 개발하게 되었습니다.

단순히 돌외를 끓여 마시는 것보다 더 효과적인 방법이 필요했습니다. 수많은 실험 끝에 고온 고압 증류 방식으로 돌외의 유효 성분을 최대한 추출하는 방법을 개발했습니다. 이 과정에서 가장 중요하게 생각한 것은 효과와 안전성의 균형이었습니다.

특허로 인정받은 돌외 증류액의 주요 효능은 다음과 같습니다.

1. 증류액 제조 방법

특허받은 독특한 증류 방식을 통해 돌외의 유효 성분을 최대한 추출하고 정제합니다. 고온 고압으로 특화된 증류 공정을 통해 더 순도 높고 효과적인 돌외 증류액을 얻을 수 있습니다.

2. 신장 기능 개선

손상된 신장 세포를 회복시키고 신장 기능을 향상합니다. 이는 신장 질환으로 고통받는 환자들에게 희망을 줄 수 있는 발견입니다.

3. 요산 수치 감소

체내 요산 수치를 낮춰 통풍 등 관련 질환의 예방 및 관리에 도움을 줍니다.

4. 간 기능 개선

간 기능을 향상하고, 간 손상을 줄이는 데 긍정적인 영향을 미칩니다.

5. 항염증 효과

체내의 염증 반응을 억제하고 완화하는 작용을 합니다. 이는 다양한 염증성 질환의 예방과 관리에 활용될 수 있습니다.

돌외 증류액 CBD 제품 : 셀케어, 영물

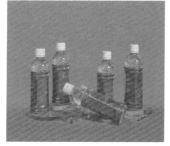 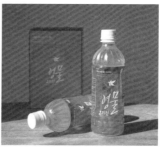

다이어트 관련 돌외 제품 : 장-옥시톡시, 돌외차

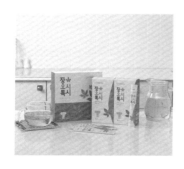 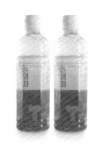

돌외증류액 제품 : 애콩, 지엔오-100

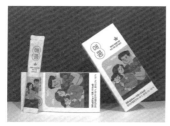 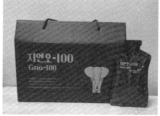

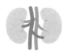

신장 건강 관리를 위한
혁신적인 해결책, 돌외 연구 결과

돌외 증류액의 효능을 입증하기 위해 우리는 다양한 수준의 실험과 연구를 진행했습니다. 그 결과는 매우 고무적이었으며, 일부는 권위 있는 SCI급 학술지에 게재되어 그 가치를 인정받았습니다. 특히 신장과 관련한 실험에 대해 요약 정리하면 다음과 같습니다.

1. 세포 수준의 실험

경희대학교 의과대학 하주헌 교수님의 연구팀과 함께 진행한 이 실험에서, 돌외 증류액이 손상된 신장 세포의 재생과 회복을 촉진한다는 사실을 확인했습니다. 이는 돌외 증류액이 신장 조직의 복구에 직접적으로 기여할 수 있음을 시사합니다.

2. 동물 실험

급성 신부전을 유도한 동물 모델에 돌외 증류액을 투여한 결과, 신장 기능의 주요 지표인 크레아티닌과 BUN 수치가 유의미하게 개선되었습니다. 이는 돌외 증류액이 실제 생체 내에서도 신장 기능 회복에 도움을 줄 수 있다는 강력한 증거입니다.

3. 작용 기전 연구

돌외 증류액이 LKB1과 AMPK라는 중요한 신호전달 경로를 활성화한다는 사실을 발견했습니다. 이 경로는 신장 세포의 보호와 재생에 핵심적인 역할을 합니다. 더 나아가, 이 활성화가 FoxO1과 연계되어 MnSOD와 catalase의 단백질 합성을 유도한다는 것도 밝혀냈습니다.

4. 장기 투여 실험

개와 고양이를 대상으로 수개월간 돌외 증류액을 투여한 결과, 신장 기능 지표가 지속해서 개선되는 것을 관찰했습니다. 이는 돌외 증류액의 효과가 일시적이 아니라 장기적으로 유지될 수 있음을 시사합니다.

5. 항암제 부작용 예방 연구

특히 주목할 만한 점은 항암제 시스플라틴으로 인한 급성 신부전 발병을 돌외 증류액이 상당 부분 막아주는 것으로 나타났다는 것입니다. 이는 돌외 증류액이 암 치료 과정에서 발생할 수 있는 심각한 부작용을 줄이는 보조 요법제로 사용될 수 있는 가능성을 제시합니다.

신장과 관련해서 모발건강에 대한 실험 결과도 있습니다.

돌외잎 증류액 건강기능식품 인체적용시험 탈모기능성 평가
- 식약처 기능성 개별인증형 원료 허가용 -

모발 탄력 효과

Table 9. 섭취 전·섭취 24주 후 모발 탄력 평가 변화

	돌외잎추출물군(n=47)					
	Baseline	24 week	Change value	p-value[1]	p-value[2]	Adj.p-value[3]
모발 탄력 평가 (gf)	217.02 ± 41.27	259.67 ± 41.80	42.65 ± 33.86	<.0001	0.834	0.834

Values are presented as mean ± SD
[1] Analyzed by paired t-test between baseline and 24 weeks within each group
[2] Analyzed by independent t-test for change value between the groups
[3] Analyzed by ANCOVA (adjusted on Height, Weight)

모발 윤기 효과

Table 10. 섭취 전·섭취 24주 후 모발 윤기 평가(기기) 변화

	돌외잎추출물군(n=47)					
	Baseline	24 week	Change value	p-value[1]	p-value[2]	Adj.p-value[3]
모발 윤기 평가 (기기) (GU)	3.11 ± 0.42	3.27 ± 0.39	0.16 ± 0.40	0.009	0.996	0.996

Values are presented as mean ± SD
[1] Analyzed by paired t-test between baseline and 24 weeks within each group
[2] Analyzed by independent t-test for change value between the groups
[3] Analyzed by ANCOVA (adjusted on Height, Weight)

〈모발 건강 기능성식약처 인증을 받기 위한 실제 인체적용 실험 자료〉

돌외잎 증류액 식품 기능성 동물시험 평가

모발 성장 효과   신장 보호 효과   피부 보습 효과

〈실제 모발 건강, 신장 보호, 피부 보습 기능성과 관련한 동물실험 자료〉

신장이 건강해지면 세포가 건강해지기 때문에 피부도 건강해집니다. 특히 여름철 따가운 햇빛의 자외선으로부터 피부의 노화를 막아주는 효과가 있습니다.

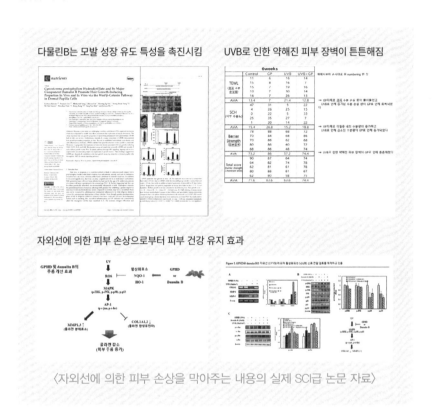

〈자외선에 의한 피부 손상을 막아주는 내용의 실제 SCI급 논문 자료〉

또한, 신장의 중요성은 사람뿐만이 아니라 더불어 살아가는 동물들에게도 중요합니다. 저희는 반려동물의 신장 건강에도 관심이 있습니다. 특히 의약품으로의 개발 방향성에 있어서 반려동물에 대한 자료는 전임상 실험에서 이루어지는 쥐를 이용한 실험 자료보다 더 높은 가치가 있습니다.

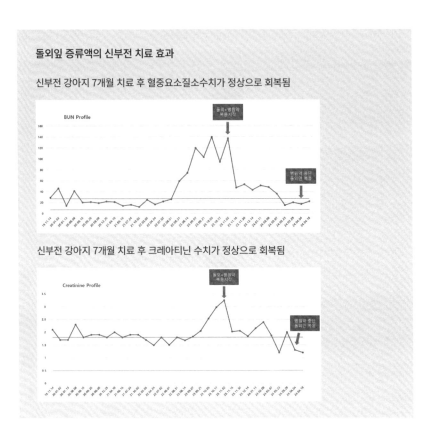

돌외잎 증류액의 신부전 치료 효과

신부전 강아지 7개월 치료 후 혈중요소질소수치가 정상으로 회복됨

신부전 강아지 7개월 치료 후 크레아티닌 수치가 정상으로 회복됨

이런 다양한 연구 결과들은 돌외 증류액이 단순한 건강기능식품을 넘어, 신장 건강 관리를 위한 혁신적인 해결책으로 자리매김할 수 있음을 보여줍니다. 앞으로도 지속적인 연구를 통해 돌외 증류액의 효과를 더욱 최적화하고, 더 많은 사람이 이 자연의 선물로부터 혜택을 받을 수 있도록 노력할 것입니다.

돌외 증류액은 자연과 과학이 만나 탄생한 결과물입니다. 이를 통해 우리는 건강한 삶을 위한 새로운 가능성을 열어가고 있습니다. 여러분도 이 놀라운 여정에 함께하시지 않겠습니까?

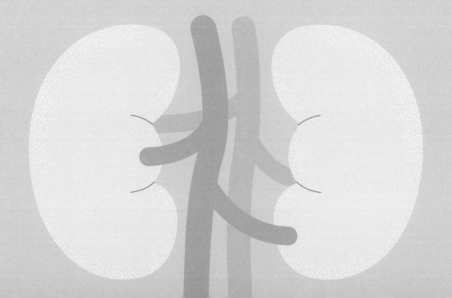

Part 6

신장 기능의 회복을 위한
명상하기

신장 기능을
좋게 하는 명상

　앞서 언급했듯이 신장 기능을 개선하려면 과도한 에너지 소비를 줄여야 합니다. 소비된 에너지 보충을 위한 에너지 생산 과정에서 발생하는 노폐물의 양을 최소화해야 합니다. 에너지 생산량이 소비량을 충족시킬 때는 문제가 없지만, 축적 노폐물 양이 부담되는 순간부터 에너지 생산량이 줄어들기에 몸은 소비량 절감 방향으로 에너지 관리 방식을 전환합니다. 이때는 자의적 소비 절감이 아닌 강제적 절감이 일어나 몸의 기능이 떨어지게 되는데, 우리는 이를 노화라고 합니다.

　노화를 피하기 위해서는 건강한 상태일 때 노폐물의 양이 많아지지 않도록 에너지의 소비량을 조절할 필요가 있습니다. 우리의 일상에서 에너지 소비량이 과도하게 많아지는 경우는 스트레스 상황일 때입니다. 따라서 과도한 에너지 소비를 줄이는 것은 스트레스 상황에서 안정감을 느낄 수 있도록 정신활동의 균형감을 조절하는 것을 의미합니다. 불안정한 뇌파를 조절해 안정하는 것입니다. 적절한 에너지 소비와 스트레스를 최소화하며 불필요한 감정적 반응에 따른 에너지의 소비를 줄이는 것은 신장의 기능이 나빠지지 않도록 보호합니다.

신장은 척추 14번 뼈 아래 양옆에 위치해 기능 저하 시 허리 통증으로 나타납니다. 신허요통이란 신장 기운 허해지면 요통이 생긴다는 말입니다. 한의학에서는 모든 허리 통증 원인이 신장에 있다고 판단합니다. 또한 신장은 사람이 태어나기 이전의 원기가 깃들어 있는 곳이라고 했습니다. 원기는 생명을 탄생시키는 근원적인 기운을 말하며, 신장은 이러한 중요한 기운의 시작점이기에 인간의 수명과 성장발육, 그리고 정력을 주관해 자손을 번식시키는 생식 작용을 주관한다고 합니다.

따라서 신장이 허약하면 만성피로, 발기불능, 불임 등의 질병이 생깁니다. 게다가 정액이 빠르게 줄어들고 노화가 급속히 진행하므로, 천수를 누리기가 어려워져 단명하게 됩니다. 반대로 신장이 건강하면 뼈와 척추, 뇌 등의 골수(骨髓)로 성장발육을 촉진해 귀가 잘 들리게 할 뿐만 아니라 머리카락을 윤택하게 하고, 왕성한 정력을 오래 간직하게 해서 100세에도 아이를 생산할 수 있게 해줍니다.

이런 신장의 기능을 고려했을 때 우리가 과도하게 사용하는 에너지의 소비를 줄이는 것이 신장의 원기(元氣)를 보호하고, 건강을 지키는 것이라고 할 수 있습니다. 물론 과도한 에너지의 소비를 줄이는 일은 쉬운 일이 아닙니다. 하지만 그렇기에 소비를 줄였을 때 우리가 얻을 수 있는 이득은 대단한 것입니다. 어쩌면 무병장수를 누릴 수 있는 가장 자연스러운 방법이라고 할 수 있습니다.

신장이 나쁜 환자를 상담할 때는 반드시 명상에 관한 이야기를 전해줍니다. 우리가 일상에서 경험하게 되는 스트레스 상황에서 자유로울 수는 없겠지만, 스트레스 상황에서 마주하게 되는 감정에 매몰되지 않을 수는 있습니다. 감정을 마주한 뒤에 바로 흘려버릴 수 있다는 말입니다. 그렇게 된다면 우리는 에너지 소비에서 보다 자유로울 수 있습니다.

명상과 스트레스 상황에 관한 연구 중에 올바른 명상을 통해 자폐증이나 정신분열증과 같은 정신장애와 연관된 뇌 특정 영역을 비활성화시킬 수 있다는 연구 결과가 있습니다. 미국 국립과학원 저널(proceedings of the national academy of sciences)에 게재된 이 연구는 명상에 숙련된 사람은 명상을 통해 정신장애와 관련된 뇌 특정 영역을 잠재우게 할 수 있다는 내용입니다.

예일대 정신건강의학과 조교수인 저드슨(judson brewer) 박사 연구팀은 실험을 위해 숙련된 명상가 그룹과 초보 명상가 두 그룹을 만들어 3가지 종류의 다른 명상법을 수행하도록 했습니다. 그리고 실험 참가자들의 뇌를 분석하기 위해 기능 자기공명영상(functional mri) 검사법을 이용, 뇌의 활성화된 영역을 비교했습니다. 실험 결과 명상법의 종류와는 상관없이 숙련된 명상가 그룹에서는 뇌의 디폴트 모드(brain's default mode) 영역의 활동이 감소하는 것으로 나타났습니다. 이 영역은 주의력 결핍 장애와 관련되어 있으며 주의 집중 장애, ADHD(아동의 주의력 결핍 장애), 알츠하이머 치매 발병과 관련 있는 영역입니다.

연구팀은 숙련된 명상가의 그룹에서 뇌의 디폴트 모드(brain's default mode) 영역이 활성화될 때 자기를 감독하고 평가하는 셀프 모니터링과 인지 조절을 관장하는 뇌 영역 또한 활성화되는 것을 발견했습니다. 그러나 이런 현상은 초보 명상가 그룹에서는 보이지 않았습니다.

저드슨 조교수는 "여러 정신과 질환의 특징은 자기 자신만의 생각에 몰두한다는 것인데, 명상은 여기에 영향을 줄 수 있는 것으로 보이며, 이번 연구 결과를 통해 명상이 임상적으로 신경 기전에 어떻게 작용하는지 살펴볼 수 있는 훌륭한 단서가 된다"라고 말했습니다.

과도한 에너지의 소비는 또한 음식과도 밀접한 관련이 있습니다. 우리는 영양분 과잉의 시대에 살고 있습니다. 일상적으로 섭취하는 음식의 칼로리는 우리가 하루에 소비할 수 있는 양보다 훨씬 많습니다. 따라서 많은 사람이 육체적 운동을 통해 칼로리를 소모하고 있는데요. 이것은 사실 불필요한 에너지의 소비패턴이라고 볼 수 있습니다. 물론 운동이 건강에 좋다고 이야기하는 많은 분이 계시겠지만, 독소적인 측면과 노화라는 측면을 에너지의 생산과 소비라는 측면에서 봤을 때는 과한 운동은 건강에 해롭습니다.

극심한 운동을 소화하는 운동선수들은 대체로 빠른 노화를 경험하게 됩니다. 여러분들도 알 수 있겠지만, 잘생긴 운동선수는 있어도 어려 보이는 운동선수는 드뭅니다. 그래서 몸매를 가꾸기 위한 적당한 운동은 필요하다고 할 수 있지만, 과잉의 칼로리를 소모하기 위한 불필요한 운동은 결과적으로는 신장에 주지 않아도 되는 부담을 줄 수 있습니다. 그러므로 과도한 에너지 소비를 줄이려면 적당한 양의 음식을 섭취하고, 명상을 통해 뇌파를 안정화하는 것이 가장 효과적인 방법이라고 할 수 있습니다.

노폐물을 줄이는 방법에 있어서도 비슷한 원리가 적용됩니다. 몸속의 노폐물, 즉 독소는 대사의 산물로서 대사 활동을 통해 생성됩니다. 이 노폐물을 줄이기 위해서는 대사량을 과도하게 줄이는 것보다는 생존에 필요한 적절한 대사를 유지하고, 그로 인한 노폐물의 생성을 최소화하는 것이 중요합니다. 이렇게 하면 신장에 부담이 줄어듭니다.

어떤 측면에서 보면 과도한 에너지 소비를 줄이는 것과 노폐물을 줄이는 것은 같은 말처럼 보이지만, 큰 차이가 있습니다. 과도한 에너지 소비를 줄이는 것은 불필요한 행위를 하지 않는 것을 의미하며, 노폐물의 양을 줄이는 것은 불필요한 행위를 하지 않으면서도, 즉 똑같은 대사를 하면서도 어떤 상태에 따라 나오는 노폐물의 양을 조절한다는 것을 의미합니다.

연소는 물질이 산소와 화합할 때 다량의 열과 빛을 발하는 현상을 말합니다. 대사의 본질은 연소입니다. 그리고 연소에는 불완전 연소와 완전 연소의 2가지 종류가 있으며, 산소가 충분히 공급될 때는 완전 연소가 일어나고, 산소가 불충분하거나 온도가 낮을 때 일어나는 연소를 불완전 연소라고 합니다.

물질이 완전 연소하게 되면 이산화탄소와 수증기가 산물로 존재하지만, 불완전 연소를 하게 되면 일산화탄소가 생성되는데, 이는 생명을 위협하는 상황이 될 수도 있습니다. 일산화탄소는 호흡으로 폐에 들어가면 산소보다 혈색소에 210배 강력하게 결합하는 물질이기에 인체는 산소를 이용할 수 없게 되고, 내질식 상태가 됩니다. 이로 인해 두통, 구역질을 유발하고 심한 경우 사망에 이를 수도 있습니다. 흡연했을 때 머리가 어지러운 증상이 바로 내질식 상태입니다.

이러한 개념에서 본다면 우리가 건강한 상태를 유지하기 위해서는 체내에서 발생하는 대사에 있어서 충분한 산소가 보장되는 완전 연소 상황이어야 합니다. 산소가 부족할 때 체내에서는 일산화탄소를 만들 수는 없으므로 체내 산소가 더 많은 일을 하게 됩니다. 이를 '활성산소'라고 합니다. 이 활성산소는 산화스트레스로 작용해 세포의 노화를 촉진하고, 여러 가지 질병의 원인입니다. 결국 이 모든 것은 에너지의 과소비와 연결이 되어 있습니다.

완전 연소가 잘 일어나기 위해서는 호흡이 잘 이루어져야 합니다. 충분한 산소 공급이 이루어져야 하기에 긴장 상태보다는 충분한 이완 상태가

호흡

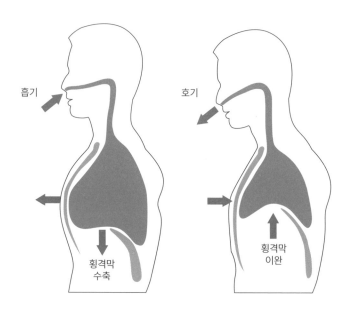

좋습니다. 스트레스를 받는 상황보다는 스트레스를 흘려보내는 긍정적인 마인드가 완전 연소를 하기에는 보다 좋은 환경이 될 것입니다.

또한 산소 공급과 밀접한 요소로 담배가 있습니다. 흡연자는 비흡연자보다 포화 산소량이 낮게 측정됩니다. 또한 니코틴은 카페인과 마찬가지로 중독성과 각성 효과를 가진 마약류에 해당합니다. 따라서 노폐물의 양을 줄이기 위해 금연과 긍정적 마인드, 그리고 호흡법의 조절이 큰 도움이 됩니다.

신장 기능을 개선하기 위해서는 명상을 통한 뇌파 안정화, 식이 조절, 긍정적 사고와 금연, 그리고 호흡법 등의 다양한 방법들이 도움이 됩니다. 하지만 이 방법은 결국 이완이라는 개념으로 설명이 다 됩니다. 우리에게 더욱더 나은 건강을 위해 필요한 것은 삶에 대한 이완입니다. 그리고 이것을 우리는 '휴식'이라고 부릅니다. 신장을 보호하고 건강하게 살기 위해서 우리가 취해야 할 가장 좋은 방법은 바로 휴식입니다.

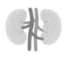

신장을 위한
기(氣)의 이해와 활용

　그렇다면, 우리는 신장을 통해 독소를 효과적으로 배출하기 위해서 어떤 노력을 해야 할까요? 앞서 독소가 몸을 아프게 만드는 원인인 것을 이야기했고, 그렇기에 신장을 통해 독소를 배출하면 몸이 건강해진다고 했습니다. 그러니 여러분은 신장을 어떻게 하면 건강하게 유지할 수 있는지에 대해 궁금할 것입니다.

　독소를 줄이기 위해서는 기분 좋게 생활해야 하고, 명상이 도움이 된다고 언급했습니다. 그러나 이러한 노력이 쉽게 이루어지지 않는다면, 독소를 배출하기 위해 신장 기능을 개선해야 할 것입니다. 신장에 도움이 되는 식품으로는 민간요법에서 언급하는 콩이나 팥, 검은콩 등이 있습니다. 그 외에도 신장에 좋은 식품이 많이 있습니다. 그러나 얼마나 먹어야 하는지에 대한 정확한 정보는 아직 알려지지 않았습니다.

신장이라는 기관은 다양한 일을 수행하지만, 그중에서도 가장 중요한 역할은 에너지 생성과 관련된 일입니다. 동양에서는 에너지를 기(氣)로 표현하며, 두 개의 콩팥 중 한쪽에는 원기(태어날 때부터 가지고 있는 에너지)가 저장되어 있고, 다른 한쪽에는 정기(살면서 섭취하는 에너지)가 저장된다고 합니다. 이러한 에너지를 총괄하는 상위 에너지인 진기가 신장을 다스린다고 합니다.

또한, 우리가 신경을 많이 쓴다고 이야기할 때의 '신'은 신장을 의미하며, 정신 활동이 활발한 사람에게 '촉이 좋다'라고 합니다. '감이 좋다'라는 표현도 사용되지만, '신기가 세다'라고 할 때 이야기하는 '신기' 또한 신장을 의미합니다. 이 말은 신장은 독소를 버리는 일뿐만 아니라 그보다 더 중요한 생명 유지에 직접 작용하는 에너지인 '기(氣)'의 발생지라는 것을 강조합니다.

신장을 이롭게 하는 장수 혈자리, 명문혈

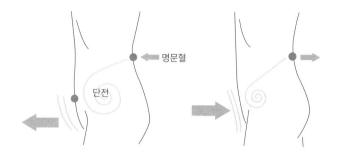

그래서 앞서 말했듯 신장의 혈자리 이름은 명문혈입니다. '명'이 오가는 문이라는 뜻으로, 얼마나 중요한 혈자리인지 이름에서 알 수 있습니다. 또한 명상에서 언급되는 단전호흡은 실제로 명문 호흡을 의미합니다. 명문으로 호흡해 기(氣)가 신장을 통해 온몸으로 들어오고, 몸으로 들어온 기운이 단전에 자리 잡도록 하는 것입니다.

신장이 나빠지는 가장 큰 원인 중 하나는 스트레스이며, 스트레스를 다르게 말하면 신경을 많이 쓴다는 의미입니다. '신경'이란 신장의 '신'과 다스릴 '경'을 의미하므로, 신경을 많이 쓴다는 말은 신장의 기운을 많이 소모했다는 것을 의미합니다. 신장은 현대 의학으로는 고칠 수 없다고 말하는 가장 큰 이유 중의 하나가 신장의 기능 중에서 가장 중요한 역할이 의학적으로 설명하기 어려운 에너지, 즉 '기(氣)'와 연관이 되어 있기 때문입니다.

서양에서 발달한 현대 의학은 기(氣)의 개념이 없었기 때문에 신장을 현대 의학적으로 해부생리학적인 기능만을 논한다고 할 때, 기(氣)의 개념으로 신장을 이해하지 못합니다. 이로 인해 신장의 가장 핵심적인 부분을 놓치게 되어, 신장에 대한 효과적인 치료법이 제시되지 않는 것입니다. 이 파트의 이야기는 논란의 여지가 있을 수 있지만, 신장의 기능을 향상하기 위해서는 반드시 '기(氣)'의 개념을 이해해야 합니다. 이를 통해 신장을 회복하고 살릴 수 있기 때문입니다.

어떤 관점에서 보느냐에 따라 다르게 해석될 수 있겠지만, 신장을 회복시키기 위한 관점에서는 기(氣)의 개념을 중심으로 살펴보는 것이 가장 효과적입니다. 간단하게 말하면, 우리가 신경을 많이 소모해 신장의 기운을 다하면 기력이 떨어져 죽음으로 이어지며, 이는 명문혈이 막힌 결과로 나타납니다. 신장의 기능이 떨어지면 몸에 독소가 쌓이고, 이는 질병을 유발해 결국은 죽음으로 이끌게 되는데, 이 내용은 앞서 설명한 내용과 동일한 내용이라고 할 수 있습니다.

현대 의학에서는 신장의 기능을 회복시키기 위한 어떠한 구체적인 방법이 정립되어 있지 않았습니다. 다시 말해, 신장 기능이 떨어지면 우리는 단순히 죽음으로 향해가야 하는 것입니다. 적어도 제가 신장 디톡스를 소개하기 전까지는 그랬던 것입니다. 그러나 신장 디톡스라는 새로운 영역을 개척하면서, 우리는 신장 기능을 회복하는 방법과 그에 대한 제품에 관해 이야기할 수 있게 되었고, 이를 통해 몸 안의 독소를 배출하고 질병 유전자의 발현을 되돌리며 건강을 회복할 수 있는 방향으로 나아갈 수 있게 되었습니다.

말 그대로 병 없이 오랫동안 살 수 있는 무병장수의 시대가 신장 디톡스로 인해 비로소 열리게 된 것입니다. 이 문을 여는 방법에 대해 구체적으로 이야기해보겠습니다. 신장의 기(氣)는 신경을 많이 소모하면서 감소합니다. 반면에 깊게 숨을 쉬고, 이완 상태에 있다면 회복됩니다. 이것은 매우 간단한데, 현대인들은 이를 할 수 없어서 신장의 기능이 손상되고 회복이 어려워지는 것입니다.

신경을 많이 쓴다는 것은 주로 긴장을 의미합니다. '생각을 많이 한다', '잠을 못 잔다', '게임을 많이 한다', '공부를 많이 한다', '운동을 많이 한다' 등 다양한 의미로 해석이 됩니다. 생존에는 불리한 행동이지만 이러한 긴장을 하는 이유 또한 생존하기 위함입니다. 반면에 우리가 생존에 유리한 상황에 있다면 상당한 여유가 생겨 '이완'하게 됩니다. 우리 몸은 이완 상태에서 독소를 배출하도록 되어 있으며, 긴장 상태에서는 독소를 생성합니다.

생존을 위한 활동에서는 대사량이 증가하고 대사산물이 많이 생성되며, 긴장의 시간이 끝나고 이완의 시간이 오면 몸에 쌓인 대사 산물을 신장을 통해 방광으로 버리고 최종적으로 소변으로 배출시킵니다. 긴장의 시간이 끝나면 이를 배출해 몸을 정화하는 것입니다. 따라서 신장의 기능을 회복하기 위해서는 우리는 생존을 위한 각 순간에 계속해서 이완하는 방법을 익혀야 합니다. 이완을 통해 독소를 배출해 신경의 소모를 줄이는 것이 목표입니다.

또한, 신장의 기능을 보충하고 에너지를 채우기 위한 방법을 알아야 합니다. 이를 '에너지 명상법'이라고 합니다. 명상을 통해 뇌파를 낮춰 신경을 덜 소모하고, 지속해서 이완을 유지하도록 만듭니다. 명상을 통해 명문을 활짝 열고, 소모된 기(氣)를 보충함으로써 신장의 기력을 회복시키는 것이 에너지 명상법입니다. 명상을 통해 의식의 수준이 높아지면 일상의 문제에 대해 기존과 다르게 반응하게 되어 긴장의 빈도가 줄어듭니다. 이 역시 신장의 기(氣)를 소모하지 않도록 도와줍니다.

신장 기능의 근본적인 회복을 위해서는 기(氣)의 개념을 적극적으로 이해하고 활용해야 합니다. 제가 신장 연구를 시작하면서 명상을 공부하고 뇌 교육 대학원에서 박사 과정을 진행한 것은 신장이라는 기관을 회복하기 위해서는 다양한 부분이 연결되어 있기 때문입니다.

진정한 역노화,
명상을 통한 의식 성장

신장 디톡스를 통해 신장에 붙어 있는 독소를 제거한다면 우리는 다시 젊음을 맞이할 수 있습니다. 이 얼마나 멋진 일인가요? 하지만 신장 디톡스가 유일한 치료 방법은 아닙니다. 원래 우리 몸에는 어떤 질병도 치유할 수 있는 근원적인 치유력이 잠재되어 있기 때문입니다. 그것을 계발해 사용한다면, 우리는 어떤 제품을 먹지 않아도 항상 건강한 상태를 유지할 수 있습니다.

태어날 때부터 가지고 있던 생존 본능에서 최선의 방법을 익히는 것입니다. 그 방법이 바로 명상입니다. 명상은 뇌파를 안정화시킴으로써 우리가 대사를 하더라도 완전 연소를 할 수 있게 합니다. 즉, 에너지는 만들어내지만 독소는 만들지 않는 가장 이상적인 대사 형태이지만, 실제로 이것을 현실에서 행할 수 있는 사람은 드뭅니다. 이 방법이 대중화된다면 우리는 이야기 속으로만 전해져 내려오는 신선과 선녀처럼 무병장수하면서 살아갈 수 있을 것입니다.

명상이 좋은 것을 알지만, 우리가 이것을 우리의 현실에 적용하기 어려운 이유 중의 하나는 바로 스마트폰입니다. 스마트폰은 현대를 살아가는 우리에게 많은 정보를 전달하면서 생존에 큰 도움을 주지만, 반대로 생각하면 끊임없이 정보를 제공함으로써 판단하고 생각하게 만드는 스트레스를 제공합니다. 독소를 배출하지 않는 완전 연소의 대사는 스트레스가 없는 상태에서만 가능하다는 것을 명심해야 합니다. 그래서 명상을 위해서는 스마트폰에서 잠시 멀어져야 할 필요가 있습니다. 그럴 수 있는 준비가 되었을까요?

명상의 근본은 일상을 즐기는 것에 있습니다. 일상이 일이 되고 노동이 되면 힘이 들고 스트레스를 받습니다. 아무리 힘이 드는 일이라도 본인이 즐겁고 재미있다면, 그것은 일이 아니라 놀이가 되고, 삶이 평온해지며 집중이 된다고 생각합니다. 이럴 때 우리가 가지고 있는 본연의 치유력이 극대화되는 것입니다.

하지만 우리는 우리의 삶에서 생각지도 못했던 사건을 맞이하곤 합니다. 너무나 스릴 있는 사건들이죠. 우리의 생존을 위협할 정도의 그런 일들입니다. 그래서 감히 즐길 생각을 못 합니다. 그저 생존을 위협당한 사실에 감정을 드러내는 것이 우리가 보통 하는 일입니다. 명상은 이 감정을 정화하고 다시 즐길 수 있는 일상으로 되돌리는 일입니다. 평화로운 시간을 가지는 휴식입니다. 뇌파를 평화롭게 안정화해야 합니다. 감정을 정화한다는 것은 기본적으로 뇌파를 안정화한다는 의미입니다.

뇌파를 안정화하는 방법은 호흡에 달려 있습니다. 명상의 시작은 호흡입니다. 우리는 이미 호흡에 대해 알아봤습니다. 하지만 한 번 더 이야기하겠습니다.

'호'는 내뱉는 숨을 의미하고, '흡'은 들이마시는 숨을 의미합니다. 따라서 호흡은 숨을 내뱉고 들이마시는 과정이지만, 우리는 '흡호', 즉 들이마시고 내뱉는 숨쉬기에 익숙해져 있습니다. 이 호흡이 아닌 흡호는 긴장이 되는 숨 쉬는 방법이기에 우리는 평상시 깨어 있을 때 계속해서 긴장하지 않을 수 없다고 생각합니다. 근육이 긴장하고 뇌신경이 긴장하는 것 그 자체가 스트레스인 것입니다. 독소로부터 자유로울 수 없습니다.

평소에 '흡호'를 하고 있었다면 지금부터 호흡으로 제대로 바꾸면 됩니다. 방법은 아주 쉽습니다. 눈을 감고 "호" 또는 "후" 하면서 입으로 자기 귀에 들릴 정도로 소리를 내면서 숨을 내쉬는 것입니다.

눈을 감은 상태에서 숨을 한 번씩 내뱉을 때마다 보이지 않는 계단을 떠올리며 한 계단씩 아래로 내려가는 것을 상상합니다. "흡" 하고 숨을 들이마시지 않습니다. 들어오는 숨은 내뱉고 나면 알아서 들어오게 되어 있기 때문입니다. "호" 하고 약 3~5초간 숨을 내쉬면서 한 계단을 또 내려갑니다. 이렇게 5번 정도 반복하면 어느새 머릿속이 고요해짐을 느끼게 됩니다. 뇌파가 안정화된 것이죠. 이 상태로 현실을 계속해서 살아가는 것은 어렵지만, 순간순간 머리가 복잡할 때마다 호흡하면 뇌파가 정리됩니다. 이것만으로도 우리는 근원의 치유력을 어느 정도 회복할 수 있습니다.

5계단을 다 내려가면 그 상태에서 숨이 들어오고 나가는 평형점이 맞으면서 숨을 내쉬는 것도 아니고 들이마시는 것도 아니라, 그냥 숨이 오고 나가는 균형이 잡힌 상태가 됩니다. 그 상태에서 30초에서 1분 정도 가만히 있어 보세요. 고요한 평온함을 마음껏 누릴 수 있을 것입니다. 바쁜 일상에서 시간이 날 때마다 2분 정도만 투자하면, 우리는 스트레스에서 해방된 평온함을 경험하게 되고, 그것은 여러분의 신장 기능을 회복시킬 것입니다. 어떻게 명상은 신장의 기능을 회복시키는 것과 연관이 되는 것일까요?

신장은 우리 몸에서 배터리 역할을 합니다. 신장에서 각종 양이온과 음이온이 전위차를 만들어내며, 그것은 우리 몸의 세포들이 발전소를 돌릴 수 있는 기본 에너지원으로 사용됩니다. 즉, 신경 회복의 생체전기로 사용된다는 뜻입니다. 물론 각각의 세포들에 있는 미토콘드리아에서 발전소를 돌려 에너지를 생산해내지만, 가장 처음의 생체 에너지는 바로 신장에서 만들어집니다.

이러한 신장의 기운이 심장이 박동하는 원동력을 만들어주고, 신경회로를 돌리는 에너지를 제공합니다. 신경이라는 말은 신장이 다스린다는 뜻입니다. 따라서 신경을 많이 쓰면 신장이 할 일이 많아집니다. 신장이 피곤해집니다. 물론 대사 노폐물도 많이 생깁니다. 신장이 더 피곤해질 것입니다. 반대로 뇌 신경이 평온해지면 신장도 평온해집니다. 신장이 평온하다는 말은 에너지를 소모하지 않고 충전한다는 뜻이며, 신장의 기운이 충전되면 신장의 기능이 회복된다는 의미입니다.

명상은 단순히 신장의 기능이 나빠지는 것을 막아주는 것만이 아닙니다. 충분한 에너지의 집약을 통해 신장 기능의 회복을 유도합니다. 신장 세포의 재생은 그만큼의 에너지가 있어야 합니다. 하지만 우리는 에너지의 상태가 상승해서 예전보다 좀 더 건강해진 것 같다면 그만큼의 에너지를 쓰려고 합니다. 회복된 대사에 맞춰서 에너지를 과잉해서 쓰려고 합니다. 그래서 컨디션은 좋아진 것 같지만, 정말로 몸이 질병의 상태를 벗어나기는 어렵습니다. 그래서 명상이 필요합니다. 에너지의 소모를 줄여서 남아도는 에너지를 세포 재생의 방향으로 이끌어야 합니다. 이것은 우리가 노화를 이겨내는 항노화일 뿐만 아니라, 노화를 되돌리는 리버스 에이징(역노화, Reverse-aging)이라고 할 수 있습니다. 명상은 우리의 시간을 되돌려 다시 젊어질 수 있도록 해주는 최선의 방법입니다.

현재 역노화 연구에서 세계 최고의 권위자는 하버드 대학의 데이비드 싱클레어 교수라고 알려져 있습니다. 그의 연구팀은 2023년 1월, 노화 조절 가능성을 연구한 논문*을 발표하며 역노화 기술의 실현 가능성을 증명했습니다. 싱클레어 연구팀은 '후성유전체 기능 이상'을 노화의 원인으로 지목하면서 유전자 변형을 막는다면, 노화 역시 방지할 수 있다는 설명을 덧붙였습니다.

우리가 살면서 흡연이나 음주, 방사선 노출 등 다양한 원인으로 인한 스트레스 상황에서 DNA 손상을 입었을 때 유전자 발현이 엉뚱하게 이루어진다고 합니다. 이러한 과정이 반복해서 일어나면, 결국 정상세포를 유지하는 기능마저 타격을 입으면서 인간이 늙게 된다는 원리입니다.

동아사이언스에서 다룬 항노화 기사에서 결국 인간의 노화는 스트레스 상황에 의한 DNA 손상과 연결된다는 것을 알 수 있습니다. 이제 우리는 명상에 대한 의미를 더 중요하게 다루어야 하는 시대에 살아가고 있습니다. 역노화를 실현하기 위해 의학계에서는 물질로 접근하고 있지만, 진정한 역노화는 명상으로 이루어질 것입니다.

---

* 정지윤 기자, "시간 거스르고 젊어진다" 역노화 기술, 충격 실험 결과 공개됐다, 나남뉴스, 2023년 7월 11일자 기사.

우리가 스트레스에서 벗어날 수 있는 것은 호흡을 통한 명상, 명상을 통한 의식의 성장만이 최선의 답이 될 것입니다. 이 모든 것이 신장과 이어져 있다는 것이 신장 디톡스의 핵심인 것입니다.

명상의 실체

우리는 에너지의 세계에서 살아가고 있습니다. 실제로는 눈에 보이는 현상의 세계에서 사는 듯하지만, 보이는 현상의 실체는 에너지입니다. 그리고 그러한 에너지의 근원은 마음입니다. 이 개념은 쉬운 듯하지만, 상당히 어렵습니다. 그렇지만 근원적인 마음이라는 부분에서 실체인 에너지를 통해 현상으로 나타나는 건강에 대해 우리는 이해를 할수록 보다 근원적인 건강에 접근할 수가 있습니다.

서양에서 에너지라고 이야기하는 무형의 무언가를 동양에서는 기(氣)라고 이야기합니다. 에너지라는 개념이든, 기라는 개념이든 우리나라 말처럼 이 개념이 일상에서 자리 잡고 있는 언어는 없습니다. 기분 좋다, 기가 세다, 기회가 왔다, 기적이다, 기세를 꺾어야 한다 등 우리는 이미 보이지 않는 무형의 세계를 언어로 표현하고 있습니다. 그리고 그 무형의 세계를 표현하는 단어는 단 한 가지로 표현이 가능합니다. 그것이 바로 기(氣)인 것입니다.

앞서도 말했듯 신장의 혈자리 이름은 명문혈이라고 합니다. 명이 오가는 문이라는 뜻이며, 대단히 중요한 혈자리입니다. 우리가 호흡을 논할 때 가장 많이 이야기하는 것이 복식호흡이지만, 실제로 복식호흡은 그냥 호흡법입니다. 복식호흡을 통한 복압으로 등 뒤의 신장을 자극하므로, 명문을 열어주어 기를 소통시키는 호흡법을 '명문호흡'이라고 하며, 이는 최상의 호흡법입니다.

혈기가 왕성하다는 말이 있고, 기혈이 돈다는 말이 있습니다. 기는 에너지를 뜻하고 추상적이며 이성적이지만, 혈은 피를 의미하고 육체적인 개념이며 감정적입니다. 혈기로 살아가는 사람은 삶이 고단하지만, 기혈로 살아가는 사람은 삶이 평온합니다. 어느 것이 더 좋다의 개념이 아니라 때와 장소에 따라 다르지만, 필요에 따라 내가 선택해서 쓰는 것과 쓰지 못해서 쓸 수 있는 것만 쓰는 것은 큰 차이입니다.

우리가 각자의 삶을 주도적인 삶으로 기분 좋게 살아가기 위해서는 반드시 기(氣)의 개념을 알아야 합니다. 왜냐하면 신장은 기(氣)가 오가는 통로이며, 신장의 기능을 통해서 작게는 내 몸의 기분이 달라지고, 크게는 지구의 기분이 달라지기 때문입니다. 각 개인은 지구의 구성 요소 중 가장 중요한 요소이기에 나의 기분은 곧 지구 전체의 기분이 됩니다. 불교에서 이야기하는 우아일체(宇我一體)와 같은 개념이라고 보시면 됩니다.

기분이라는 것은 기(氣)의 분배를 의미합니다. 기분이 좋다는 것은 기(氣)의 분배가 조화롭다는 뜻입니다. 기분이 나쁘다는 말은 기(氣)의 분배가 나쁘이다는 뜻입니다. 왜 나쁘냐 하면 내가 그만큼 살기 어렵다는 뜻입니다. 에너지는 생존과 연결되어 있습니다. 그러므로 에너지의 분배는 곧 나의 생존 상황과 연결이 됩니다. 자신의 생존에 대한 에너지 상황을 표현한 것이 기분입니다.

우리는 누구나 건강하게 잘 살기를 바랍니다. 잘 산다는 말의 뜻은 참으로 오묘하지만, 건강이라는 말은 누구나 육체의 건강으로 짐작할 것입니다. 하지만 건강이라는 말은 육체와 정신, 영적인 영역까지 포함이 됩니다. 그리고 이러한 영역이 하나로 모이는 지점이 있으니 그 지점이 바로 신장입니다.

마음의 상태, 의식의 진화가 명상의 실체인데, 이것을 최대한 쉽게 풀어내면 결국 생존입니다. 의식의 크기에 따른 나라는 상태의 생존, 그리고 살기 위한 마음의 상태입니다. 명상은 이것을 들여다보면서 자신을 알아가고, 생존에 대한 것을 알아가면서 최종적으로는 자신이 살기 위해서는 누군가를 살려야 한다는 것을 깨닫게 되는 것입니다.

누군가를 살리는 것이 결국은 스스로를 살리는 것이며, 종국에는 그 누군가가 바로 자신이라는 것을 아는 것입니다. 불교에서는 이것을 방생이라고 하고, 우리의 선조들은 이것을 홍익이라고 말했습니다. 또 이것을 문화로 이야기하면 공생이라는 개념이 됩니다.

우리는 이 지구라는 세계에서 더불어 살아가고 있습니다. 어찌 보면 나혼자 살아가는 것처럼 느껴지지만, 보이지 않는 곳에서 나의 생존과 연결된 수많은 삶들이 있습니다. 우리가 이러한 보이지 않는 수많은 생명과 하나로 이어져 있다는 것에 대한 감각을 느꼈을 때, 그것은 일종의 삶에 대한 깨달음이 됩니다. 그리고 이런 깨달음을 통해 자신의 의식이 눈에 보이는 현상에서 벗어나 보이지 않는 세상의 흐름에 눈을 떴을 때, 사람은 더 지혜로운 삶을 살아갈 수 있습니다. 저는 이렇게 살아가는 삶이 잘 사는 삶이라고 생각합니다.

단순히 눈에 보이는 현상에 의해 시시각각 변하는 감정의 삶에서 벗어나, 보이지 않는 에너지의 흐름을 이해하고, 그 흐름이 결국은 나를 살리기 위함이구나 하는 에너지에 담긴 마음을 이해함으로써 더 평화로운 상태로 존재할 수 있습니다. 그러한 상태일 때 우리는 누군가를 살리는 일에 아무 꺼림 없이 참여할 수 있습니다. 왜냐하면 그것은 나의 생존에 어떤 위협도 되지 않기 때문입니다.

우리의 삶은 생명이라고 합니다. 명이 생겼다는 뜻입니다. 명이란 무엇일까요? 저에게 있어 명이란 사람이 사람답게 살아가는 것입니다. 우리 모두 각자의 명에 따른 현실에서의 현상은 전부 다를 수밖에 없습니다. 그것은 모두가 살아가는 환경이 다르기 때문입니다. 하지만 어떤 현상이라고 하더라도 그 안에 담긴 뜻이 누군가를 살리기 위한 마음에서 비롯된 것이라면, 그것은 명의 본질을 따른 것이라고 할 수 있습니다.

명대로 산다고 합니다. 사람답게 사는 것이 명대로 사는 것이고, 명대로 사는 것이 함께 살아가는 것입니다. 이것은 우리가 사람으로 태어났기 때문에 그렇게 살아야 하는 숙명입니다. 토끼가 토끼로 태어났으니 토끼로 살아갑니다. 그것이 자연스러운 일입니다. 명상은 이런 명에 대한 개념을 이해하고, 그 명대로 살아가는 상태에 있는 것입니다. 그래서 명상은 정적인 개념이 아니라 역동적인 개념이며, 단순한 힐링이 아니라 너와 나, 우리의 생존을 위한 가치 있는 일인 것입니다.

내가 누구인지, 왜 태어났는지, 무엇을 해야 하는지를 궁금해하고 알게 되는 과정을 통해 우리는 진정한 명상을 접할 수 있게 됩니다. 성장하기 위해 헤매고 공부하는 과정을 통해 의식은 조금씩 커지고, 넓어지며, 환해지기 시작하고, 그렇게 성장한 의식은 어느 순간 진화하기 시작합니다. 이 진화에 돌입했을 때 마음의 주인 자리가 바뀌었다고 이야기합니다. 흔히 가아와 진아로 나누어 이야기하는데, 진화가 일어났다는 말은 모든 주체적인 결정권이 가아에서 진아로 변경되었다는 것을 의미하는 것입니다.

　육체적인 생존을 기반으로 이제껏 살아온 나(가아)에 대해 새로운 나(진아)로, 새로운 의식으로 새로운 삶을 살아갈 수 있는 기회를 만들어준 것에 대해 감사해야 하는데, 희한하게도 잘못된 명상법에서는 가아는 나쁜 것이고, 진아는 참된 것이라 말하고 있습니다. 이것은 진정한 명상이 아닙니다. 생명의 본질을 보는 것, 이것이 명상이기에 명상에서는 좋고 나쁜 것이 없습니다. 그냥 그러할 뿐입니다. 모든 생명은 동등하고 저마다의 가치가 있습니다. 그 가치는 큰 의식에서만 알게 되는 것이기에 그러한 의식에 도달하지 못한 이들은 자신의 생존 기준에 빗대어 모든 것을 판단합니다. 그렇기에 좋고 나쁨의 분별이 생기는 것입니다.

假我(가아)와 眞我(진아)

　우리는 태어나면서 생명을 받았습니다. 명이 생성되었다는 것이죠. 누군가가 강제로 준 것이 아니라 스스로의 가치를 증명하는 일을 하는 것이 생명의 본질입니다. 스스로에게 물어보고, 스스로 결정하는 것입니다.

좋은 기(氣)와
소통하는 것

신장을 통해 대기 중의 기(氣)가 몸으로 들어오고 순환이 되면서 기(氣)의 분배를 조화롭게 만들어 기분이 좋다는 감각을 만들게 됩니다. 여러분은 자신의 기분이 어떠한지 너무나 잘 알고 있습니다. 대기의 기(氣)는 다양한 형태로 나타날 수 있습니다. 사람, 동물, 날씨, 정보 등 실체화되어 있거나 무형의 기(氣)를 통해 우리는 신장 기능이 알아서 움직이고 있는 한 기분에 대한 감각이 저절로 발동되며, 이것은 생존의 지표가 됩니다.

우리의 뇌는 생존이라는 제1명제를 기본값으로 설정하고 있습니다. 따라서 어떤 상황에 놓이게 되면, 이것이 나의 생존에 유리한가 불리한가에 대한 판단이 이루어지고, 그것을 기분이라는 감각으로 나타냅니다. 내가 기분이 좋다는 것은 나의 생존에 유리해졌다는 뜻이며, 기분이 나빠졌다는 것은 나의 생존에 불리해졌다는 뜻입니다. 이러한 기분의 감각은 신장의 상태에 따라 반응이 빠르거나 느리게 됩니다. 신장 기능이 떨어지면 기분의 감각도 무뎌지고, 이는 생존에 불리하게 작용할 것입니다. 따라서 우리가 건강하게 살기 위해서는 신장의 기능이 정상적으로 작동하는 것이 생존에 있어 아주 중요한 일입니다.

기분 좋은 삶을 위해서는 신장 기능의 회복이 필수조건입니다. 신장 기능을 회복하기 위해서는 신장의 기운을 보충해서 원기를 회복해야 합니다. 원기를 회복한다는 것은 태어났을 때의 그 생명력을 보충받는다는 의미입니다. 이 원기를 받는 것을 생명이라고 이야기합니다. 따라서 우리가 원기를 회복하기 위해서는 자신의 명대로 살아야 합니다. 그것이 사람답게 사는 것입니다.

우리가 '먹는다'라고 표현할 때 보통은 입으로 먹는 것을 의미하지만, '먹는다'라는 뜻은 몸 밖에 있는 무언가가 몸 안으로 들어가는 개념이라고 이야기할 수 있습니다. 따라서 우리는 입과 코로도 음식을 먹고 호흡하지만, 피부로도 먹을 수 있습니다. 명문혈을 열어서 기운을 소통시킨다는 뜻은 이런 의미입니다. 혈자리를 통해 기를 몸 안으로 들어오게 만들어 부족한 기운을 보충하고, 질이 낮아진 기운을 밖으로 배출한다는 의미가 있는 것입니다. 그리고 이러한 기의 통로가 바로 신장이기에 육체적인 건강에서의 신장의 의미도 대단하지만, 기(氣)의 차원에서도 신장의 의미는 너무나 중요한 것입니다.

신장을 통해 몸 안으로 들어와 운기되는 기운을 신수라고 이야기하고, 이것이 온몸으로 운기되어 몸이 살아날 때 그것을 활기차다고 표현합니다. 신수라는 표현에서도 특히 생존에 아주 중요한 뇌에서 정보를 취급하기 위해 쓰는 기운을 '신기'라고 말합니다. 생존을 위한 여러 가지 정보를 취합하고, 판단하기 위해서는 통신망이 빨라야 합니다. 따라서 기가 센 사람들의 특징은 대부분 촉이 좋고, 감이 좋습니다. 그리고 그런 사람들은 자신도 모르게 신기를 많이 사용하기 때문에 신수가 고갈되어 신장 기능이 빨리 약해지게 되는 것입니다. 이렇게 약해진 신수를 보충하는 방법이 명문을 열어서 대기의 기(氣) 중 좋은 기(氣)와 소통하는 것입니다.

명문을 열어서 좋은 기(氣)운과 소통하기 위해서는 어떻게 해야 하는가, 그것이 바로 명상의 본질입니다. 명상은 단순히 가부좌하고, 눈을 감으며, 호흡하고, 뇌파를 떨어뜨리는 행위가 아닙니다. 그 행위를 통해 소기의 목적을 달성하는 것이 명상의 본질입니다. 그래서 사실 명상을 하기 위한 어떤 자세나 행위는 중요하지 않습니다. 근원적인 부분을 다루어야 하므로 마음이 가장 중요한 것입니다. 자신이 어떤 마음 상태에 있는가를 스스로 보는 것이 명상의 핵심입니다. 그러나 마음 상태라는 말의 뜻은 무엇인가요? 명상을 제대로 하기 위해서는 이 말을 이해해야 합니다.

신장은 육체와 정신, 그리고 영적인 건강이 모이는 지점이라고 말씀드렸습니다. 기(氣)라는 실체는 정신적인 부분과 연결이 됩니다. 기분이라는 감각이 정신의 영역이기 때문입니다. 마음은 영적인 부분입니다. 그래서 말로 어떤 표현을 하기가 상당히 어렵지만, 그래도 표현해보겠습니다.

우리는 결국 큰 틀 안에서 생존하고 있습니다. 마음은 영적인 영역이고, 영적인 생존에 대한 표현을 영생이라고 합니다. 이런 차원에서 생존은 크게 인생과 영생, 2가지로 나눌 수 있습니다. 육체적인 삶만을 다루는 인생과 죽음 이후의 삶에 대한 개념이 포함된 영생, 이 2가지 영역을 연결하기 위해 존재하는 기(氣), 그리고 기(氣)와 관련된 기능이 탑재된 장기인 신장입니다.

우리는 신장을 통해서 기(氣)를 터득하게 되고, 기(氣)를 통해서 인생과 영생에 대해 알아가게 됩니다. 인생과 영생은 사실 생존이라는 차원에서 보면 똑같습니다. 마음이라는 것은 공부로 얻을 수 있는 것이 아니라 깨달음으로 알게 되는 것입니다. 이것은 의식의 차원에서 일어납니다. 생존이라는 개념이 작은 의식에서 다루어지는 것과 큰 의식에서 다루어지는 것이 다르다는 말이죠. 육체의 개념에서 생존을 다루면 인생을 벗어날 수 없고, 죽음은 피해야 할 공포의 대상입니다. 하지만 영적인 개념에서 생존을 다루면 인생을 벗어난 영생을 이야기할 수 있고, 죽음은 새로운 삶의 관문이라는 것을 알게 됩니다. 영생은 인생과 분리된 것이 아니라 인생에 대한 의식이 커져서 죽음 이후로 연결될 때 생기는 개념입니다.

인생에 있어 생존을 논할 때 의식의 크기에 따라 자신만의 생존, 가족의 생존, 주위 사람의 생존, 지역의 생존, 나라의 생존, 지구의 생존을 논할 수 있습니다. 이것은 결국 나라는 생존의 대상에 대해 어디까지를 나와 연결된 나로 인식하는가에 대한 것입니다. 모든 것은 나의 생존으로 귀결됩니다. 의식의 상태에 따라 나라는 개념이 다를 뿐이며, 의식이 커질수록 나의 개념이 커집니다. 그러다 마침내 죽음이라는 나의 존재가 소멸하는 지점에 다다르면 생존에 대한 의식의 변화가 생기고, 우리의 뇌는 죽음 이후의 생존에 대한 개념을 새롭게 만들어내게 됩니다. 스스로 진화하는 것이죠. 이것을 영적 진화라고 말합니다. 이렇게 뇌의 생존에 대한 개념이 변화하면서 생존에 대한 판단기준이 바뀌고, 그에 따른 행동의 변화가 오게 됩니다.

이러한 일련의 과정을 새로운 생명을 얻었다고 이야기할 수 있습니다. 명문을 열어 좋은 기(氣)운과 통한다는 말의 의미에는 이러한 뜻까지 내포하고 있습니다. 그래서 신장을 통해 육체의 건강, 정신의 건강, 영적인 건강까지 이룰 수 있는 것이며, 명문을 여는 방법은 명상을 통해 의식을 진화하는 것입니다. 그래서 명상의 목적은 '내가 좀 편해지겠습니다'가 아니라, 의식의 진화로 맞춰져 있을 때 진정한 명상이 되는 것입니다.

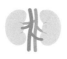

신수가 훤하다

우리는 흔히 사업이 잘되거나, 하는 일이 번창하는 사람에게 보통 신수 (身手)가 훤하다는 말을 사용합니다. 여기서 신수는 몸과 손이 훤하다는 뜻 인데, 보통은 얼굴색이 좋아 보인다, 건강해 보인다, 밝아 보인다는 의미를 담고 있습니다. 아픈 사람은 얼굴빛이 검은빛을 띠지만, 건강한 사람의 얼 굴을 보면 얼굴색이 밝습니다. 혈색이 좋다는 말입니다. 그런데 혈색이 좋 다는 것은 신체적으로는 몸에 독소가 없다는 의미이고, 정신적으로는 스 트레스가 없다는 의미입니다. 결과적으로 신수가 훤하다는 말은 신장의 기능이 좋다는 말과 같습니다.

身數 [신수]
사람의 운수. 주로 '신수가 훤하다', '신수가 사납다'라는 말로 쓰임.

또한 한방적으로 접근해보면 우리가 살아가는 데 해와 달이 중요하고, 음과 양이 중요하듯 몸에서의 음과 양의 조화가 건강에서는 참 중요한 균형점이라고 할 수 있습니다.

음과 양, 남과 여처럼 우리 몸에서 서로 어울려 함께 노는 장기가 바로 심장과 신장입니다. 신장의 수(水) 기운, 즉 신수(腎水)는 심장의 화 기운, 즉 심화(心火)를 아래로 내려보내는 일을 하는데, 이것의 원리를 수승화강이라고 합니다. 그렇게 해서 위로 떠 있던 열이 신장의 물 기운을 만나 아래로 내려오는데, 이것은 온몸을 순환시키는 근본 에너지원으로 사용됩니다. 이 근본 에너지를 바로 '양기(陽氣)'라고 합니다. 몸의 근본 에너지를 공급해주는 심장의 화 기운은 혼자서는 몸의 근본으로 내려오지 못합니다. 이 몸의 근본을 '단전'이라고 말합니다. 단전에서 생명력의 양기가 충만해지기 위해서는 신장의 도움이 꼭 필요합니다.

스트레스 상황에서 우리가 신경을 쓸 때 "열 받는다"라는 표현을 쓰는 것은 문제를 해결하기 위해서는 혈액이 머리로 몰리면서 신경을 활성화해야 하는데, 이를 심장의 열 기운이 위로 올라왔다고 표현하기 때문입니다. 이때 신장의 기운이 좋은 사람은 열이 빨리 식어서 감정적인 상황에서 벗어나기 쉬워집니다. 이때 신장의 기운을 '신수(腎水)'라고 합니다. 감정적인 상황에서 쉽게 벗어나면 에너지의 낭비가 줄어들어 신장의 기능 유지에 도움이 됩니다. 또한 대사 노폐물의 양도 줄어들기 때문에 건강에 도움이 됩니다. 결국 신수의 한자는 서로 다르지만, 따지고 보면 2가지 신수(身手.
腎水)의 의미는 크게 보면 같다는 것을 알 수 있습니다.

身數 [신수]
사람의 얼굴에 나타난
건강(健康) 상태(狀態)의 빛.
용모(容貌)와 풍채(風采).

腎水 [신수]
신장(腎臟)의 수기(水氣).
정액(液).

이런 측면에서 신장이 좋으면 신수가 좋다고 할 수 있습니다. 일을 하는
사람이 신수가 훤해지려면 신장의 기능이 좋아야 합니다. 신장이 좋으면
신체적으로 건강하고, 정신적으로 긍정적이 되고 사회적으로 관계가 좋아
집니다. 주위의 여러 사람들과의 관계가 좋아서 하고자 하는 일이 잘될 가
능성이 커집니다. 신장이 좋으면 정말로 신수가 훤해집니다. 반대로 신수
가 훤하게 된다면 그것은 신장의 기능이 좋아진 것입니다. 어떻게 하면 신
수를 훤하게 할 수 있을까요?

신수가 훤하다는 말에는 자신이 무엇을 해야 하는지에 대한 자신감이
내재되어 있다고 볼 수 있습니다. 자기 삶에 대한 본질적인 정보를 궁금해
하고, 그것을 알아가는 사람은 처음에는 막연하고 불안하다가도 어느새
스스로의 깨달음을 통해 자신감을 가지기 시작합니다. 자신감은 내가 곧
신이라는 의미가 있습니다. 내가 무엇이든 할 수 있다는 자신감을 가진 사
람은 신수가 훤합니다.

우리가 명상에서 이야기하는 깨달음은 크게 3가지로 나눌 수 있습니다.

첫 번째는 '나는 누구인가?'라는 화두입니다.
두 번째는 '나는 무엇을 해야 하는가?'에 대한 것입니다.
세 번째는 '그것을 어떻게 이루어낼 것인가?'입니다.

이러한 화두에 집중해 자신만의 답을 찾아가는 사람은 반드시 정답을 알아내게 되어 있습니다. 찾고자 한다면 발견하게 되는 것입니다. 없는 것을 새롭게 만드는 것이 아니라, 이미 존재하고 있는 것을 발견하는 일이기에 찾고자 하는 사람의 눈에는 반드시 발견됩니다.

자기 삶에서 자신의 존재 가치를 깨닫고, 그것을 삶을 통해 이루어내고자 하는 사람은 스스로 방법을 터득하게 됩니다. 두발자전거를 타고자 하는 사람은 결국은 두발자전거를 타게 됩니다. 하지만 어떻게 타는지 그 감각을 설명할 수 있는 사람은 없습니다. 그냥 탈 수 있게 되는 것입니다. 깨달음이란 그러한 균형 감각과도 같습니다. 그리고 우리가 자기 삶에 스스로 터득한 깨달음을 가지기 시작했을 때 우리의 신수는 훤해지고, 신장은 회복이 되며, 건강해지는 것입니다.

우리의 뇌에는 송과체라는 영역이 존재합니다. 이곳은 우주가 시작된 이래 생명에 관련된 정보가 집중된 곳입니다. 송과체 영역을 발전시킴으로써 우리는 삶에 대한 정보를 더 폭넓게 활용할 수 있게 됩니다. 이것은 명상의 영역입니다. 배운다고 되는 것이 아니라 생각을 멈췄을 때, 뇌파가 온전한 이완을 맞이했을 때 우리의 송과체는 생명 본연의 정보를 수신하고, 그것을 대뇌피질과 공유해 우리의 삶에 녹여내게 됩니다.

무병장수를 추구하는 데는 신장을 살리는 명상이 함께 하고 있습니다. 누군가를 살리는 것이 자신을 살리는 것이라는 인식을 하고, 송과체에 불을 밝혀 어떻게 행동할지 알아내는 것이 중요합니다. 누군가를 살리는 행동을 통해 물질적인 것들이 따라오게 됩니다. 자신의 타고난 재능을 환하게 밝혀 누군가를 살리는 행동을 통해 자신의 생명을 스스로 살리게 되는 것입니다. 신수가 훤해지는 것입니다.

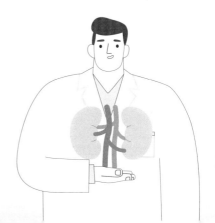

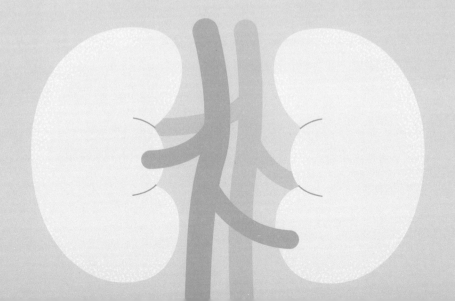

Part 7

내 몸을 보호하는
신장 보호법

신장 이완 스트레칭

몸을 풀어주는 것을 스트레칭이라고 합니다. 그런데 신장이 나빠지면 세포들이 경화되기 때문에 결과적으로는 몸이 굳어지게 됩니다. 그렇기에 굳어진 몸을 풀어주는 것은 다른 의미로 신장에 도움이 된다고 말할 수 있습니다. 여러 가지 스트레칭 동작이 있겠지만, 그중에서 특히 신장 기능을 빠르게 회복시켜 줄 수 있는 스트레칭이 있습니다.

만약 우리가 긴장 상태에 놓여 있다면 우리 몸의 근육은 긴장하게 됩니다. 이러한 긴장은 근육의 활성도를 높여 요산을 많이 만들어냅니다. 그래서 스트레칭을 통해 긴장된 근육을 이완시켜주면 뇌파가 안정화되는 데 도움이 됩니다. 또한 스트레칭과 함께 호흡법을 함께 실천한다면 그 효과는 배가 됩니다. 여러분에게 제가 알고 있는 신장을 건강하게 하는 가장 쉬운 스트레칭법을 소개하겠습니다.

신장 이완 스트레칭 1

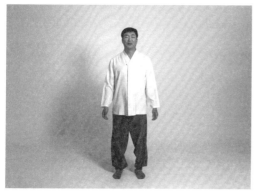

SCAN ME

1. 두 팔에 힘을 빼고, 편안한 상태로 준비합니다.

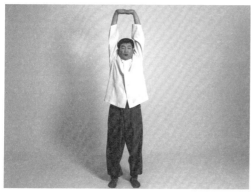

2. 양팔을 깍지 끼고 위로 쭉 올리면서 숨을 "후" 하고 내쉽니다.

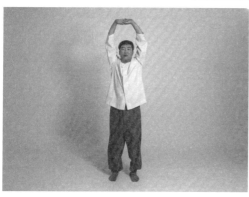

3. 계속해서 숨을 내쉬며 척추뼈가 골반에서부터 뽑혀 올라오는 것을 느껴봅니다. 골반, 옆구리, 갈비뼈, 겨드랑이, 어깨, 팔꿈치, 손목 순으로 관절들이 천천히 쭉 이완되어 늘어납니다.

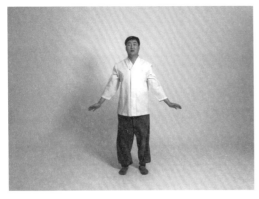

4. 계속해서 숨을 내쉬면서 이완
   시키며 30초 정도 유지 후 팔을
   내립니다.

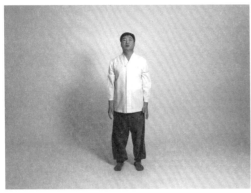

5. 두팔을 내리고, 편안하게 휴식
   을 취합니다.

신장에 무리를 주는 것은 압력입니다. 그래서 이렇게 신장 주위의 근육
을 이완시키고 풀어주면서 신장 주위의 압력을 낮춰주면 그만큼 신장의
부담이 줄어들어 신장의 기능이 회복되는 데 도움이 됩니다.

신장 이완 스트레칭 2

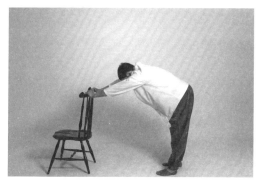

SCAN ME

1. 의자 같은 구조물을 잡고, 손을 앞으로 쭉 뻗은 다음 몸이 기억자가 되도록 뻗어줍니다.

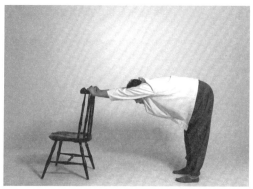

2. 손을 뻗은 어깨와 등이 일자가 되도록 한 다음 다리는 오금이 쫙 펴지도록 엉덩이를 최대한 뒤로 빼면서 당겨줍니다. 엉덩이는 뒤로 최대한 빼고 손은 최대한 앞으로 빼면서 신장의 명문혈이 크게 열리게 합니다.

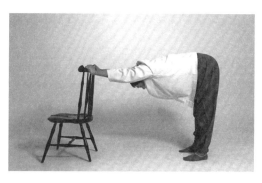

3. 고래가 등으로 물을 뿜듯이 등근육으로 명문을 통해 독소를 배출한다는 느낌으로 힘을 줍니다.

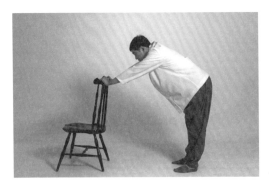
4. 몸을 들어 허리를 펴줍니다.

이 스트레칭은 신장에 걸려 있는 압력을 직접적으로 명문혈자리를 통해 빼주는 스트레칭 방법입니다. 몇 번만 반복하면 신장이 바로 개운해짐을 느낄 수 있습니다.

신장 이완 스트레칭 3

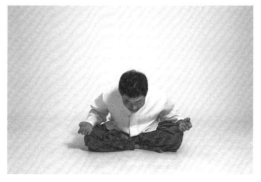

SCAN ME

1. 반가부좌로 앉은 자세에서 몸을 앞으로 굽힙니다.

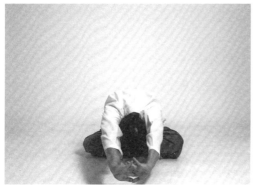

2. 척추를 최대한 쭉 펴면서 숨을 내쉽니다.

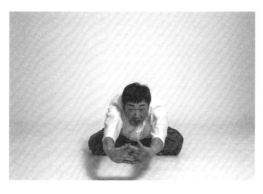

3. 고개는 들어 앞을 향합니다. "후"하고 숨을 내쉬면서 턱을 최대한 들어 올려 목을 늘여줍니다.

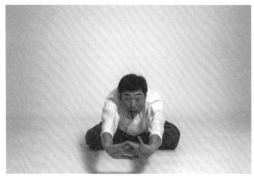

4. 계속해서 숨을 내쉬면서 들어 올린 턱을 30초간 유지 후 자세를 바로 합니다.

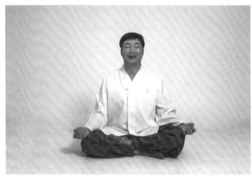

5. 천천히 허리를 펴며 자세를 바로 합니다.

이 스트레칭은 척추와 목을 늘여주면서 신장의 압력을 줄여주고 처진 턱 근육과 목 안의 근육을 위로 당겨주면서 팽팽하게 하는 효과가 있습니다.

신장 이완 호흡법

'호흡'이라는 말에서 호는 나가는 숨을 의미합니다. "호" 하면서 내쉴 수는 있지만, "호" 하면서 들이마시지는 않습니다. 또 '흡'은 들어오는 숨을 의미하기에 "흡" 하면서 들이마실 수 있지만 내쉬지는 못합니다. 즉 '호흡'은 숨이 나가고 들어오는 것을 말하지만, 우리는 '호흡'이라고 하면 들이마시고 내쉬는 '흡호'를 하면서 살아가고 있습니다. 이것을 인지하는 것은 대단히 중요한 일입니다.

'흡호'는 살기 위한 긴장의 호흡법이기 때문입니다. 살아가면서 더 나은 상태에 있기 위해 우리는 늘 긴장되어 있고, 그렇기에 살기 위해서 먼저 들이마시는 것을 하게 됩니다. 살기 위한 본능적인 행동이죠. 하지만 잠을 잘 때 보면 우리는 '호흡'을 하고 있음을 알게 됩니다.

잠이 깊게 들면 숨을 들이마시고 내쉬는 것이 아니라, 내쉬고 들이마시는 호흡을 하고 있습니다. 숨을 내쉬면 몸 안에 압이 빠지게 되고, 압이 빠진 만큼 숨이 들어오면서 균형점을 잡게 되죠. 이 균형점을 유지했을 때 우리는 깊은 이완 속으로 들어가게 되고, 이때 몸에서는 독소를 제거하는 물질들이 나와 몸 안의 독소를 신장으로 운반하게 됩니다.

물론 신장의 기능이 완전히 떨어져 있다면, 신장으로 운반된 독소는 신장을 통해 소변으로 배출되지 못할 것입니다. 하지만 적어도 긴장된 상태일 때보다는 더 배출이 잘됩니다. 그리고 이러한 호흡을 통한 이완은 속근육을 풀어내어 경화된 장기를 유연하게 하는 데 도움이 되며, 신사구체의 경화가 풀어지면서 신장의 기능이 회복될 가능성이 커지게 됩니다. 따라서 신장의 기능을 회복시키는 데 있어 제대로 된 호흡을 하는 것은 정말로 중요합니다.

긴장으로 인해 독소의 생성 양이 늘고, 신사구체에서 거르지 못해 염증 반응이 생기고, 경화되면서 신장 기능이 떨어지게 된다면, 우리는 이완을 통해 신장 기능을 회복할 수 있는 방법을 찾게 되는 것입니다. 물론 이러한 부분에서 약물적인 이야기를 한다면, 항산화제와 염증 제거제 등이 도움이 될 것입니다. 하지만 이완을 통한 자율적인 회복이 아닌, 외부의 도움으로 인한 치료의 경우 신장 기능이 더 나빠지게 되는 경우가 많습니다. 그래서 신장의 치료가 참으로 어려운 것이고, 이러한 치료를 위해서 기(氣)

의 개념으로 접근하는 것이며, 신장의 기(氣)를 회복하는 방법 중 가장 손쉬운 호흡법을 이야기하고 있는 것입니다.

제가 만든 제품 또한 이러한 원리를 담고 있기에 병원에서 투석을 권유받았던 환자들이 복용 후 투석하지 않고도 계속해서 건강하게 살아갈 수 있게 되는 것입니다. 물론 제가 만든 제품은 이런 원리만을 이야기하는 게 아니라 과학적인 시험 데이터를 근거하고 있지만, 시험 데이터는 효과가 있다는 증거일 뿐 어떻게 작용하는지를 정확하게 설명할 수는 없습니다. 그러므로 신장 치료의 개념을 기(氣)로 이야기하고 있는 것입니다.

이창현 약사의 신장 이완 호흡법

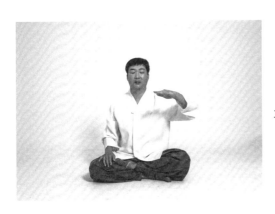

SCAN ME

1. 먼저 한 손의 손등을 위로 해 가슴 앞쪽에서 어깨 높이까지 올린 후 입으로 "후" 하고 숨을 내쉬면서 손을 어깨에 힘이 빠지는 것만큼 자연스럽게 조금씩 내립니다.

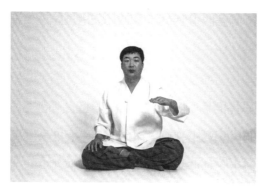

2. 숨을 너무 길게 내쉬면 그다음 숨이 힘이 들기 때문에 적당히 본인에게 맞는 깊이로 숨을 내쉽니다. 숨을 내쉬는 것만큼 자연스럽게 이완이 되기에 어깨에 힘이 빠지면서 손이 내려가게 될 것입니다. 마음속으로 계단을 5개 정도(5개가 너무 많으면 3~4개여도 괜찮습니다) 생각하고, 숨을 한 번 내쉴 때마다 한 계단씩 밑으로 내려감을 상상합니다.

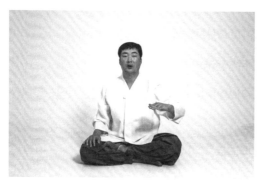

3. 숨을 억지로 들이마시지 않고, "후" 하고 내쉰 후 살짝 입을 벌려 숨이 자연스럽게 들어오게 합니다. 3~5초 정도 "후" 하고 내쉬고, 0.5초간 자연스럽게 숨이 들어오게 하고, 다시 3~5초간 숨을 내쉬면서 점점 계단을 내려가는 것입니다.

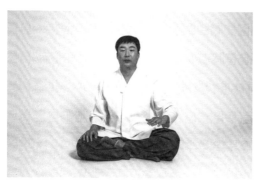

4. 그러다 5계단을 다 내려가게 되면 더 이상 숨을 내쉬지 않고, 내쉬는 숨과 들어오는 숨이 평형을 이룬 상태가 됩니다. 그냥 가만히 편안하게 존재하는 상태에 머물게 됩니다.

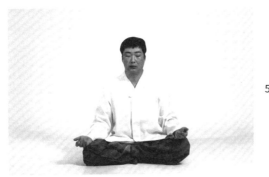

5. 숨의 평형 상태에서 30초 정도 눈을 감고 마치 잠을 자는 것처럼 명상합니다. 명상한다고 해서 무언가 하는 것이 아니라, 그냥 그 상태에서 눈을 감고 있는 것이 명상입니다.

숙달되면 손을 들지 않고 해도 됩니다. 손을 들고 한 이유는 이완되면서 힘이 빠져 손이 내려가는 것을 인지하기 위함입니다. 또한, 자연스럽게 숨이 들어오지 않고 살기 위해 숨을 들이마셨을 때 어깨에 힘이 들어간 손이 올라가는 것을 인지하기 위함입니다. 숙달되면 손동작 없이 숨만 내쉬면서 깊이 내려갔다가 잠시 머물고 다시 올라오면 됩니다. 올라올 때는 숨을 내쉴 때와는 반대로 숨을 먼저 들이마시고 내쉬면서 한 계단씩 올라오면 됩니다.

글로 설명하는 것은 한계가 있어서 다음 QR코드를 통해 영상으로 따라해보길 권합니다. 한 번씩 하다 보면 자신만의 방식을 터득하게 될 것입니다. 그리고 자신만의 호흡 방식을 터득한 사람은 틀림없이 건강한 사람이 될 것입니다.

신장을 위한 명상법
비폭력 기쁨 명상

명상에서 사용하는 용어 중에 '연정화기(鍊精化氣)'라는 말이 있습니다. 연정화기는 단순하게는 '정을 연마해 기로 화한다'라는 뜻을 담고 있지만, 실제로는 명상의 최선을 표현하는 말이기도 합니다. 이것은 우리가 건강하게 살아가기 위한 의식을 가지는 데 있어 너무나 중요한 방법론이기도 합니다.

단순하게 우리는 연정화기에 대해 '감정을 정화해 기(氣) 에너지로 변화시킨다'라고 받아들일 수도 있습니다. 이 말의 속뜻은 스트레스 상황에서 일어나는 감정을 다스려서 쓰지 않아도 되는 에너지를 낭비하지 않고, 에너지를 충만하게 한다고 볼 수 있습니다. 이런 의미의 연정화기는 당연히 신장 디톡스를 행하는 데 있어서 가장 최선의 방법이라고 볼 수 있습니다. 여러분의 삶에 어떤 스트레스 상황이 펼쳐지더라도 그것이 스트레스로 작동하지 않도록 한다면, 우리는 더 건강한 삶을 살아가게 될 것입니다.

저는 이 연정화기 방법을 아주 평화로운 상태로 들어가는 '비폭력 기쁨 명상'이라고 이야기합니다. 나의 삶에서 존재했던 감정적인 폭력 행위를 제거하는 일이기 때문입니다. 그렇기에 연정화기를 진행하는 동안 편안한 상태를 넘어 에너지가 충만한 상태가 됩니다. 우리는 그 상태를 기운이 뿜어져 나온다고 해서 '기쁨'이라고 부릅니다.

연정화기의 방법은 행위 자체는 앞에서 배운 신장 이완 호흡법과 비슷하지만, 그 안에 담긴 의식이 아주 중요합니다.

이창현 약사의 연정화기(비폭력 기쁨 명상)

SCAN ME

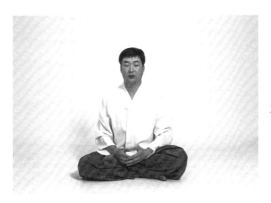

1. 신장 이완 호흡법을 진행합니다. 최대한 이완된 휴식상태에서 연정화기를 시도합니다. 충분한 시간을 가지면서 연정화기를 진행한 후 에너지로 충만해진 자신을 느낍니다.

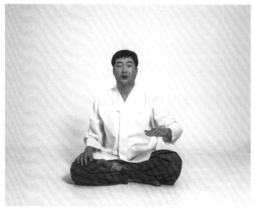

2. 이제 수면 위로 올라갑니다. 올라갈 때는 내려올 때와는 반대로 숨을 들이마시고 내쉽니다.

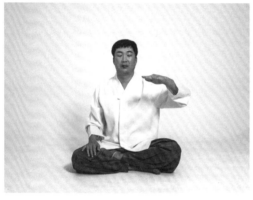

3. 3~4회 반복하면서 한 계단 한 계단씩 올라오는 것을 떠올립니다.

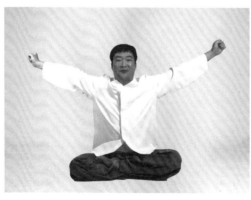

4. 다 올라오면 눈을 뜨며, 손으로 기지개를 켜면서 내 귀에 들리도록 말합니다.
"아~ 기쁘다."

연정화기의 핵심은 신장 이완 호흡법에서 호흡이 평형을 이룬 휴식 상태에서 그동안 살아오면서 자신에게 일어났던 폭력적인 감정을 들여다보는 것입니다. 그것은 그동안 가슴속 깊은 곳에 묻어두고 살아왔던 어떤 감정적인 상황을 의도적으로 꺼내보는 것입니다. 그리고 그것이 지금은 아무것도 아니라는 의도로 바라봅니다. 그저 살아가는 과정에서 일어난 하나의 이벤트일 뿐이라고 명확하게 인식하는 것입니다.

어쩌면 그것은 그저 살아가기 위한 하나의 장치였을지도 모릅니다. 그때는 알 수가 없어서 감정으로 남아 있지만, 시간이 지난 지금은 그저 아무것도 아닌 지나가버린 일일 뿐입니다. 내가 그 일에 감정이라는 에너지를 주입하면 그것은 힘을 가집니다. 그리고 생명력을 가지기 위해 나에게서 더 많은 에너지를 뺏어가려 합니다. 이것은 감정에 매몰되는 것입니다. 우리는 이것을 끊어내고 흘려보내야 합니다. 그래야 나의 에너지가 충만한 상태로 유지됩니다. 그래서 감정의 그 순간에 용기내어 이것이 아무것도 아닌 허상이었던 것을 알아야 합니다.

연정화기는 의식에 관련된 내용입니다. 그래서 특별히 어떤 제스처를 설명할 수가 없습니다. 다만 그 의식에서 일어나는 작용에 대해 이야기 드리는 것입니다. 여러분이 알아야 할 것은 지금 나는 살아 있다는 것이고, 내가 가지고 있는 어떤 감정적인 요소는 이미 지나가버린 죽은 것이라는 사실입니다. 그리고 그 죽은 것에 나의 생명력을 소비하면서 살려낼 필요가 과연 있는가에 대해 고민해봐야 한다는 것입니다.

　이것이 연정화기이자 신장을 위한 명상 방법입니다. 호흡을 따라 편안한 휴식 상태로 들어가십시오. 그러면 연정화기를 더 쉽게 이루어낼 수 있을 것입니다. 한 번에 되지는 않겠지만 하다 보면 어느 순간에 반드시 됩니다. 이것은 두발자전거를 습득하는 그런 감각적인 행위입니다. 건강하려는 노력 없이는 그냥 되는 일은 하나도 없습니다. 여러분이 이 책의 내용을 통해서 항상 건강하기를 바랍니다. 그래서 행동하시기를 당부드립니다. 언제나 건강하시길 기원합니다.

무병장수, 신장이 답이다

삶을 살아내야 하는 우리 몸에서 일어나는 모든 현상은 생명을 유지하려는 현상입니다. 이 현상은 옳고 그름을 떠나서 우리가 처한 환경에 따라 생존을 위해 이루어지는 적극적인 전략과 방어 기전입니다. 우리는 살기 위해 먹고, 잠을 자며, 일하고, 쉬며, 결혼해서 자식을 낳고 살아갑니다. 그렇게 살아가는 이유는 단순히 생존하기 위함뿐만 아니라, 살리기 위해 존재하기도 하기 때문입니다. 그러므로 여러분이 지금 여기 존재하는 이유에 관해 묻는다면 대답할 수 있는 것은 없습니다. 단순히 그냥 존재하는 것뿐입니다.

하지만 이 '그냥'이라는 말에는 깊은 의미가 담겨 있습니다. 우리가 학문으로는 완벽히 이해할 수 없는 이 우주(宇宙)의 다른 말은 자연(自然)이며, 자연이라는 말은 그냥 그렇다는 뜻입니다. 법력이 뛰어나셨던 옛 스님이

하신 말씀에도 "산은 산이요. 물은 물이로다"라는 말이 있습니다. 이 말뜻에는 그냥 그러하다는 깨달음이 들어 있습니다.

이 깨달음 너머에는 본질적인 질문이 하나 더 숨어 있습니다. 우리는 왜 그냥 그러하게 존재하는 것일까요? 나라는 존재는 그냥 아무 이유 없이 존재하는 것인가요? 이러한 질문을 자신에게 던지고 답을 찾으려 할 때, 우리는 삶에 대해 허무함을 마주하게 됩니다. 이로 인해 깨달음을 찾고자 하는 사람들은 허무로 빠지는 경우가 많습니다.

생명의 본질인 생존이라는 개념에서 답을 찾아보면, 우리는 살기 위해 그냥 존재하는 것뿐만 아니라, 살리기 위해 존재하는 것이기도 합니다. 이는 마치 동전의 양면과 같은 말이지만, 2가지는 서로 분리될 수 없습니다. 허와 진은 하나입니다. 깨달음을 무라고 표현할 때 허무와 진무는 사실은 같은 말입니다. 그러므로 우리는 선택할 수 있습니다. 길을 걸어가는 도인의 끝은 삶의 완성이며, 삶의 완성에 이르면 도인이 아니라 성인이 된다는 것을 알고 계실 것입니다. 삶의 완성은 어떻게 이루어지는가에 대한 것인데, 그것은 스스로의 선택의 결과로 이루어지게 됩니다.

그냥 살기 위해 존재할 것인가, 살리기 위해 존재할 것인가, 이것은 스스로의 선택입니다. 깨달음은 스스로의 생명 가치를 알고 선택하며, 그 선택을 향해 완성하는 것입니다. 알기만 한다고 그치지 않고, 행동을 통해 완성에 도달해야 합니다. 이것이 우리가 생명을 가진 이유이며, 이러한 생명의 성질을 '신성'이라고 부릅니다. 신은 창조의 권능을 가지고 있습니다. 창조자의 마음은 살리는 마음입니다. 우리는 피조물인 동물의 성질과 창조주인 신의 성질 사이에서 존재합니다. 그래서 '인간성'이라고 합니다. 깨달음은 사람 안에 이미 내재한 신성의 본질을 보고, 그것을 자신의 것으로 만들어 삶의 역경 속에서도 흔들리지 않고 자신을 지켜내며, 마침내 생명을 살리는 창조주의 마음과 하나가 되는 것입니다.

이러한 삶을 통해 끊임없이 성장하고, 더 많은 생명을 살리기 위한 일을 하며, 마침내 삶을 완성했을 때, 여러분은 그 사람을 성인이라고 부를 수 있습니다. 저는 감히 그런 성인이 되고 싶습니다. 그래서 생명을 살리는 일을 선택하고, 주어진 환경에 맞는 방법을 찾아 생명을 살리는 일을 하고 있습니다.

주어진 삶에서 그냥 살아갈 것인가, 주어진 삶을 통해 자기 삶을 선택할 것인가, 이것은 모든 사람에게 주어진 공평하고 평등한 삶의 본질입니다. 답은 스스로 찾아야 하지만, 하늘은 언제나 스스로 돕는 자를 돕게 되어 있습니다. 그것이 이 세상이 만들어진 원리입니다.

누구나 살고 싶어 하고, 그러므로 당연히 자신을 살려주는 사람을 좋아합니다. 한정된 에너지에서 누군가를 살려주면 나는 죽을 것 같을 수도 있겠지만, 언제나 하늘의 뜻에 따라 나도 살게 됩니다. 더 많은 생명을 살리려고 노력하면 나도 더 잘 살게 됩니다. 얼마나 공평한 일인가요?

저는 우리가 함께 더불어 살아야 한다는 내용을 사람들에게 전하고 싶습니다. 그것이 우리가 건강하게 사는 방법이기 때문입니다. 그리고 그것을 더 잘할 수 있도록 용기를 낼 방법에 관해 이야기하고 체험하며 이해하도록 하는 일을 하고 있습니다. 이렇게 하는 것이 제가 사람을 살리는 저만의 방법이기 때문입니다. 그런데 이것이 신장과 무슨 관계가 있는가에 대해 궁금하실 것입니다.

삶에 대한 깨달음은 신장을 통해 찾아옵니다. 신장의 혈자리 이름이 명문혈인 이유가 바로 이것입니다. 신장 기능이 떨어지고 육체가 병들어 마음이 약해지면, 그냥 살기 위한 삶을 살 수밖에 없게 됩니다. 신장의 기능이 좋아지고 몸속의 독소가 정화되면 몸이 건강해지고, 마음도 좋아지며, 그 마음에 따른 기운이 다시 마음을 강하게 해서 결심을 할 수 있도록 도와줍니다.

사람이 이야기할 수 있는 모든 건강의 핵심은 신장에 있다고 말씀드리고 싶습니다. 옛날 신화시대에 살던 신선과 선녀처럼 사람의 수명은 몇백 년을 살 수 있도록 유전자가 구성되어 있지만, 지금은 그렇게 사는 사람이 없습니다. 그 이유는 신장이 건강하지 못하기 때문입니다.

먼 옛날, 진시황제가 꿈꾸었던 무병장수의 꿈은 멀리 있지 않습니다. 신장 관리에 달려 있습니다. 무병장수의 꿈은 신장을 통해 이루어집니다. 무병장수는 바로 신장이 답입니다. 신장이 생명의 열쇠입니다.

내 몸을 살리는 신장 디톡스

제1판 1쇄 발행 2024년 10월 13일

지은이   이창현
감수   이지현
발행처   애드앤미디어
발행인   엄혜경
등록   2019년 1월 21일 제 2019-000008호
주소   서울특별시 영등포구 도영로 80, 101동 2층 205-50호
          (도림동, 대우미래사랑)
홈페이지   www.addand.kr
이메일   addandm@naver.com
기획편집   애드앤미디어
디자인   얼앤똘비악 www.earlntolbiac.com

ISBN   979-11-93856-08-6(03510)

이 책은 저작권법에 따라 보호받는 저작물이므로 무단 전재와 무단 복제를 금하며,
이 책 내용의 전부 또는 일부를 이용하려면 저작권자와
애드앤미디어의 서면 동의를 받아야 합니다.

책값은 뒤표지에 있습니다.
잘못 만들어진 책은 구입처에서 바꿔 드립니다.

A 애드앤미디어는 당신의 지식에 하나를 더해 드립니다.